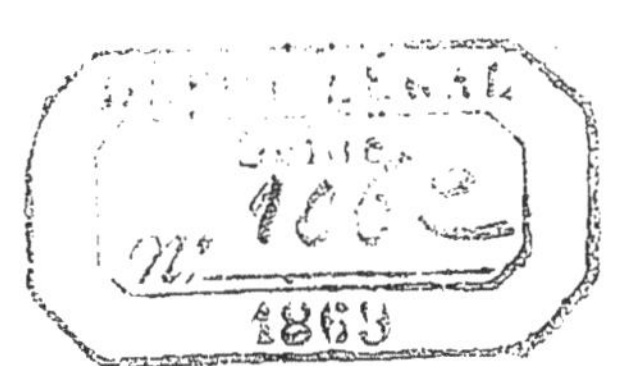

TRAITEMENT DU CROUP

PAR LES

INHALATIONS DE VAPEURS HUMIDES DE SULFURE DE MERCURE

TRAITEMENT

DU CROUP

PAR LES

INHALATIONS DE VAPEURS HUMIDES

SULFURE DE MERCURE

Par M, le docteur ABEILLE

Chevalier de la Légion d'honneur, ancien médecin de l'hôpital du Roule,
lauréat de l'Institut de France,
deux fois lauréat de l'Académie impériale de médecine,
lauréat de la Société de médecine de Toulouse
et de l'hôpital d'instruction du Val-de-Grâce,
membre de la Société de médecine pratique, membre des Sociétés
de médecine de Toulouse, Bordeaux, Lyon,
Marseille, Dijon, etc.

PARIS
IMPRIMERIE L. POUPART-DAVYL
30, RUE DU BAC, 30

1868

OUVRAGES DE L'AUTEUR

1° Traité des hydropisies et des kystes, ou des collections séreuses et mixtes dans les cavités closes naturelles et accidentelles. Paris, 1852. Un vol. in-8° de 636 pages. — Honoré d'un prix de 2,000 francs par l'Institut de France.

2° De la paraplégie indépendante de la myélite : son histoire, son traitement. Paris, 1853. — In-8. — Prix de l'Académie impériale de médecine.

3° Du tartre stibié à haute dose dans les maladies. — Prix de l'Académie impériale de médecine.

4° Des injections iodées dans les maladies chirurgicales. Paris, 1849. — Prix de la Société de médecine de Toulouse.

5° De la valeur des injections iodées dans le traitement des abcès par congestion.

6° Sepulcretum, ou recueil d'observations curieuses et de mémoires de l'auteur.

7° Des variations des parties constituantes du sang dans diverses maladies. (*Revue médicale.*) Paris, 1849.

8° Mémoire sur les effets thérapeutiques de la gomme-gutte à doses ordinaires et à hautes doses. (*Gazette des hôpitaux*, 1849 et 1850.)

9° Procédé opératoire pour la cure des tumeurs hémorrhoïdales. (*Gazette des hôpitaux*, 1849.)

10° De l'albuminurie et de sa coïncidence avec l'amaurose. (*Gazette des hôpitaux*, 1850).

11° Mémoire sur diverses formes de myélite chronique. (*Gazette des hôpitaux*, 1858).

12° Expériences sur la coagulation du sang par l'électro-puncture, opération et guérison d'un anévrisme de la sous-clavière gauche par ce procédé. (*Gazette des hôpitaux*, 1850.)

13° Mémoire sur la péritonite partielle, les abcès iliaques et la tumeur stercorale. (*Gazette des hôpitaux*, 1853.)

14° Des kystes, péri-hépatiques séreux, purulents et hydatiques. (*Gazette des hôpitaux*, 1850.)

15° Expérience sur le sang tiré de la veine. Raisons de la fibrination et de la défibrination du sang dans les maladies. (*Gazette des hôpitaux*, 1851.)

16° De l'influence exercée par l'engorgement de la rate, suite de fièvres paludéennes, dans les hydropisies, et en particulier sur l'ascite. (*Gazette des hôpitaux*, 1851.)

17° Du rôle des divers états morbides intercurrents dans les épidémies des fièvres paludéennes, leur action sur la marche et le type de la fièvre; leur importance au point de vue thérapeutique. (*Gazette des hôpitaux*, 1850.)

18° Mémoire sur le sulfate de strychnine dans le traitement du choléra. Paris, 1854. In-8. (Extrait du *Moniteur des hôpitaux*.)

19° Mémoire sur les effets du copahu et du cubèbe comme succédanés du sulfate de quinine dans les fièvres paludéennes. (*Gazette des hôpitaux*, 1852)

20° Mémoire sur la thoracentèse. (*Gazette des hôpitaux*, 1853.)

21° Mémoire sur l'application de l'électricité pour combattre les constipations opiniâtres. (*Gazette des hôpitaux*, 1854.)

22° De l'électricité comme moyen de rappeler à la vie dans la mort apparente par le chloroforme. Mémoire basé sur des expériences sur les animaux, et sur un cas remarquable sur l'homme, adressé à l'Académie des sciences, 1850.

23° Traité des maladies à urine albumineuse et sucrée. Paris, 1863. In-8° de 735 pages.

24° De la guérison spontanée du pneumo-thorax. (*Gazette médicale de Paris*, 1867.)

25° La non-contagion du choléra. (*Gazette des hôpitaux*, 1866.)

26° Mémoire sur une méthode pour obtenir l'organisation immédiate des plaies traumatiques et chirurgicales et pour les préserver des accidents traumatiques ; lu à l'Académie de médecine, 1867.

27° Mémoire sur le traitement du croup par les inhalations de sulfure de mercure. (*Gazette médicale de Paris*. Paris, 1867.)

TRAITEMENT DU CROUP

PAR LES

INHALATIONS DE VAPEURS HUMIDES DE SULFURE DE MERCURE

(3e MÉMOIRE)

15e OBSERVATION. — *Diphthérie naso-pharyngo-laryngienne. — Épistaxis multiples. — Croûtes labiales. — Forme dite maligne. — Guérison par les inhalations de vapeurs humides de sulfure de mercure, l'alimentation, le vin et les vomissements. — Rougeole consécutive.*

R..., 53, rue Legendre, à Batignolles, garçon de 4 ans, bien constitué, lymphatique sanguin, fils unique.

Cet enfant avait perdu l'appétit depuis quelques jours, il était devenu triste, abattu, et il avait cessé de jouer. Il lui était survenu, à la commissure droite des lèvres, une excoriation qui s'était bientôt recouverte de croûtes; son nez coulait assez abondamment; les parents n'attachaient pas d'importance à ces accidents, légers en apparence. En même temps il fut pris de toux un peu rauque. Dans la nuit du 19 mai, la toux étant devenue beaucoup plus rauque, la voix s'étant éteinte, et l'enfant éprouvant de la suffocation de temps en temps, on appelle un médecin, le docteur Orrillard. Ce confrère diagnostique le croup et prescrit de faire vomir avec le sirop d'ipéca, additionné de poudre d'ipéca. Le vomissement parut soulager pendant quelques heures, mais à sept heures du matin surviennent de nouveaux accès de suffocation; la toux peu fréquente reprend son timbre de raucité caractérisé; l'enfant reste sans voix. On rappelle le médecin; comme il ne se trouve pas chez lui on en demande un autre qui demeure tout près, le docteur Mariton.

Celui-ci examine l'enfant, reconnaît des fausses membranes qui tapissent les amygdales et les piliers. Il nettoie tout ce qui est accessible à la vue, et cautérise avec le nitrate d'argent; puis, frappé de la gravité du cas, il signifie à la famille qu'il ne peut se charger de ce malade, et recommande de le faire transporter à l'hôpital pour lui faire subir immédiatement la trachéotomie, seule ressource pour le sauver. Les parents refusent d'obtempérer à ce conseil.

A dix heures le premier médecin revient, il prescrit de faire vomir à nouveau.

A deux heures de l'après-midi je suis appelé, je vois le malade avec le docteur Orrillard, qui l'avait visité deux fois. Voici ce que nous constatons : grande agitation, déplacement continuel, respiration sifflante entendue à distance, face violacée, couleur lilas, avec bouffissure; croûte sanguinolente à la commissure droite des lèvres; à l'ouverture de la narine, du même côté, petite plaie à fond d'un blanc gris, c'est de la diphthérie; écoulement abondant, mais sans odeur, des deux narines; les ganglions sous-maxillaires, surtout à droite, sont engorgés; le cou semble œdémateux, avec une légère teinte rougeâtre érythémateuse; la toux est très-rauque, sèche, métallique mais peu fréquente; le pouls bat 120 à la minute; la peau est chaude et sèche; aphonie. A l'inspection de la gorge, nous constatons des pseudo-membranes d'un blanc jaunâtre, qui recouvrent les deux amygdales; ces plaques sont à convexité centrale, ayant la dimension d'une pièce de cinquante centimes à droite, un peu moins volumineuses à gauche; les piliers postérieurs présentent également des plaques pseudo-membraneuses moins étendues. Il y a sur les piliers antérieurs et la luette des places blanchâtres qui nous paraissent dues à la cautérisation exercée le matin; toutes ces plaques reposent sur des tissus dont les portions apparentes sont d'un rouge cerise; tout le pourtour de l'isthme du gosier a la même coloration. Le malade porte souvent la main à l'oreille droite. Quand nous lui demandons s'il souffre de cette oreille, il répond par l'affirmative. Sa soif est très-vive, mais il appréhende de boire.

Il y a eu, le matin même, à la suite du vomissement, une épistaxis assez considérable. En examinant les mains, j'aperçois sur l'indicateur de la main droite, vers la matrice de l'ongle, des croûtes semblables à celles de la bouche; la mère dit que l'enfant s'est coupé, il y a quelques jours, et qu'il s'est formé depuis des croûtes sanieuses sur la blessure. L'auscultation de la poitrine révèle à travers quelques râles bronchiques humides des sommets, un murmure vésiculaire affaibli.

Ce malade est arrivé assez promptement à la période asphyxique; on aurait pu croire à un croup d'emblée. Il n'en est rien, les circonstances d'abattement, de perte d'appétit, de croûtes labiales et de flux nasal, observées depuis plusieurs jours, établissent catégoriquement que le malade était déjà sous la puissance de la diphthérie. A côté de lui un autre enfant a été transporté à l'hôpital pour y subir la trachéotomie, et a succombé six heures après l'opération.

Cette diphthérie, d'après tous les phénomènes que nous venons de constater, rentre dans l'espèce caractérisée maligne et à infection générale, d'après l'école de Trousseau.

Dans les dernières matières vomies, il nous est facile de distinguer des plaques de pseudo-membranes que nous pouvons extraire, et placer dans un verre plein d'eau où elles deviennent plus facilement reconnaissables.

Prescription : installer le vaporarium au cinabre qui ne cessera pas de fonctionner, et avec la précaution d'ajouter toutes les quatre heures un paquet de cinabre de 2 grammes; faire vomir à six heures du soir avec ma potion d'ipéca et de sirop d'ipéca, nourrir n'importe avec quel aliment, donner du vin coupé à volonté.

Nous revoyons l'enfant à huit heures du soir avec le docteur Orrillard. Il y a eu vomissements abondants, et dans les matières vomies sont encore de nombreuses parcelles de pseudo-membranes; la toux est toujours rauque, métallique, et la respiration sifflante. Il y a eu deux accès de suffocation avec beaucoup de jactitation. Il y a quarante inspirations; une bonne partie des pseudo-membranes qui obstruaient les amygdales et les piliers est détachée. Il en reste encore cependant par places, le nez continue à couler, épistaxis pendant l'acte du vomissement. L'enfant a mangé et bu du vin en assez bonne quantité; il y a toujours aphonie et douleur à l'oreille droite qui nécessite un cataplasme laudanisé. Prescription : faire vomir à une heure et à sept heures du matin, continuer l'alimentation et le vin; le vaporarium au cinabre fonctionnera toujours.

Le 20 au matin, malgré quelques moments d'amélioration dans la nuit, les principaux phénomènes n'ont pas changé; ainsi l'aphonie persiste, et la toux, rauque, semble voilée, ayant perdu son timbre métallique. Il y a de la suffocation, la respiration reste sifflante et diaphragmatique; la face reste violacée; les narines coulent abondamment et sont couvertes de croûtes noirâtres aux orifices antérieurs. Jactitation; pouls entre 130 et 140; à l'inspection de la gorge nous n'apercevons plus de plaques diphthériques, elles ont été balayées par le vomissement. Le malade a vomi largement les deux fois qu'on lui a fait prendre de la potion. Dans les matières vomies, nous trouvons une quantité de parcelles de pseudo-membranes jaunâtres, denses, résistantes, au milieu de mucus épais et filant : le malade prend un peu de potage en notre présence, mais il s'arrête à chaque instant parce qu'il suffoque, il avale un verre de vin coupé, puis il se rejette sur son lit, renversant la tête en arrière, le cou tendu et gonflé.

Cette situation nous paraît alarmante, d'autant plus que les épistaxis se répètent et que la diphthérie s'étend dans les fosses nasales, et dans l'oreille interne, *iatus Fallopii*; cependant, comme le malade mange et qu'il boit du vin, comme il conserve la puissance de vomir et qu'il ne se déprime pas trop, nous conservons quelque espoir, malgré le verdict de mort formulé nettement par Trousseau dans ces cas.

Le vaporarium continue : faire vomir à midi et à six heures du soir, alimentation à volonté, vin coupé à volonté, c'est la seule boisson que l'enfant veuille prendre.

Le soir, à huit heures, il y a un mieux assez tranché ; la croûte labiale est tombée et la plaie qu'elle recouvrait est cicatrisée. Il n'y a eu qu'une épistaxis; on nettoie les narines en notre présence et nous pouvons constater des érosions au pourtour des ouvertures nasales s'étendant dans les fosses. Ces érosions sont blanchâtres par places, rouges dans d'autres ; l'engorgement ganglionnaire sous-maxillaire semble diminuer et l'otite a cessé. Il y a eu plusieurs fois un peu de sommeil dans le jour, mais chaque fois il y a eu réveil par un accès de suffocation. Cependant, à la teinte lilas de la face a succédé une coloration rouge. Au moment de notre visite, il y a un grand calme; la toux est assez souvent humide et plus fréquente, et la voix se fait entendre à moitié cassée et nasillarde. Il n'y a plus de sifflement à la respiration. Nous comptons 35 inspirations et 110 pulsations à la minute. Le pouls a repris de l'ampleur, la physionomie exprime moins de malaise; la gorge, bien nettoyée des fausses membranes, est d'un rouge plus clair. Cette fois, dans les matières vomies, nous trouvons des portions de tubes membraneux de différentes longueurs ; nous en extrayons quatre qui sont placés dans un verre d'eau, le plus grand a deux centimètres de long à peu près, les autres sont plus petits. Il y a beaucoup de parcelles de pseudo-membranes. Alimentation et vin, continuer le vaporarium, ne faire vomir qu'à quatre heures du matin, à moins que la suffocation revenant n'y fasse recourir plus tôt.

Le 21, on a été obligé de faire vomir à minuit et on a fait vomir encore le matin à sept heures, à cause des accès de suffocation reparus.

Le malade respire définitivement à l'aise, et la toux devenue fréquente et quinteuse a pris tout à fait le timbre catarrhal. En examinant avec soin le malade, nous voyons à la face et au cou une éruption de rougeole bien caractérisée. Il y a aussi quelques taches sur le tronc.

Les plaques diphthériques des fosses nasales, visibles à l'œil, ont disparu et il y a des érosions de la muqueuse; le nez coule toujours; les yeux sont larmoyants; l'enfant, quoique respirant sans gêne maintenant, paraît plus abattu. Il refuse de manger, et c'est à peine si on peut lui faire avaler un peu de bouillon; mais il boit toujours le vin avec plaisir; il a consommé deux bouteilles de vin de Bordeaux depuis le début du traitement, ce qui peut paraître fort pour un enfant de cet âge.

A l'auscultation, on constate beaucoup de râles bronchiques humides; les menaces d'asphyxie me paraissent désormais dissipées, et, si la diphthérie ne s'étend pas dans les bronches, si l'infection n'est pas trop profonde, on peut concevoir l'espoir de la guérison, malgré l'éruption de la rougeole.

Continuer toujours le vaporarium au cinabre, bouillon, vin coupé, tisane pectorale, demi-looch blanc avec 10 de sirop diacode, par cuillerée toutes les heures. — On ne fera vomir que sur nouvelle indication.

Le soir, à six heures, la rougeole couvre tout le corps; elle est confluente, surtout au cou et à la face; la toux devient incessante, opiniâtre, mais elle reste catarrhale. Bien qu'il n'y ait pas de sommeil, il n'y a plus de jactitation, pouls à 130, peau chaude et humide, 26 inspirations, écoulement nasal de caractère muqueux, effacement complet des ganglions sous-maxillaires.

Le 22, abattement général; c'est à peine si l'on peut faire prendre quelques cuillerées de bouillon. Le corps est couvert par la rougeole. Nous faisons continuer le looch et le vin. Continuer le vaporarium jusqu'au lendemain. Pendant cinq jours que la rougeole persiste en décroissant graduellement, on ne donne que du vin coupé, quelques potages, de la tisane pectorale et un looch avec sirop diacode, puis le malade est mis à l'eau d'Enghien.

Le 30, R... est guéri radicalement, non-seulement de la diphthérie à forme maligne, mais de tous les accidents concomitants à la rougeole. Sa voix est nasillarde et forte; souvent les aliments qu'il ingère ressortent en partie par les narines; on l'oblige à manger doucement; c'est la paralysie pharyngienne consécutive à la diphthérie.

16e OBSERVATION. — *Croup pharyngo-laryngien. — Traitement d'emblée par les inhalations de sulfure de mercure, l'alimentation et le vin. — Guérison rapide.*

C..., 76, boulevard Sébastopol, petite fille de 4 ans, d'une excellente santé habituelle, bien constituée.

Le 17 juin dernier à une heure de l'après-midi, M. le docteur Déclat m'adresse le billet suivant :

« Cette nuit, une petite fille de ma clientèle vient d'être atteinte du croup. J'ai immédiatement appliqué votre méthode, à l'exclusion de toute autre, surtout des cautérisations; une amélioration extraordinaire a été le résultat. J'ai, il est vrai, ajouté à ce traitement des émanations d'acide phénique, mais je ne leur attribue pas le mieux probable que j'entrevois et que vous voudrez bien diriger, j'espère. »

A huit heures du soir, je voyais la malade avec mon confrère. Voici ce qui s'était passé :

Les parents avaient été réveillés en sursaut vers les onze heures du soir la veille, par une toux rauque, métallique, de cette petite fille qui avait été très-gaie toute la journée et qui n'avait donné aucun signe de malaise; avec cette toux rauque, il y avait de la suffocation par moment; cependant un des parents déclare que, dès le matin, l'enfant avait eu la même toux, mais qu'il n'y avait pas attaché d'importance.

Quoi qu'il en soit de ce croup, d'emblée ou non, à sa visite de la nuit, M. Déclat avait examiné la gorge et l'avait trouvée littéralement tapissée de fausses membranes d'un gris blanchâtre; la luette et les piliers antérieurs eux-mêmes en étaient recouverts; les ganglions sous-maxillaires étaient engorgés. — La mère avait fait vomir sa petite fille avant l'arrivée du médecin. Ce vomissement avait laissé en place les fausses membranes, et le timbre de la toux n'en avait nullement été modifié. Notre confrère fit aussitôt installer le vaporarium au cinabre qui fut placé sur une planche sur le lit même de l'enfant, du côté des pieds ; et, les rideaux du lit étant ramenés tout autour, les inhalations furent exécutées avec une grande précision. Il fit donner immédiatement du vin coupé pour toute tisane, en prescrivant de le continuer. Il ordonna d'alimenter, ce qui fut fait même la nuit.

A sa visite du matin, M. Déclat trouva la petite fille respirant à l'aise, et s'aperçut que la toux rauque de la nuit était parfois humide. Les fausses membranes n'étaient point détachées, mais ce confrère distingua un ratatinement tel de ces pseudo-membranes, que, dit-il, une auréole rouge les circonscrivait et qu'elles semblaient prêtes à se détacher.

Voilà pour lui l'amélioration qu'il signalait et qui lui faisait présager une heureuse issue. Comme il n'y avait plus de suffocation, il ne prescrivit point de faire vomir; il fit continuer le vaporarium, l'alimentation et le vin, et m'écrivit immédiatement la lettre qu'on vient de lire.

Au moment où nous voyons cette malade, nous la trouvons jouant dans son lit. Elle a mangé plusieurs fois dans la journée, elle a bu beaucoup de vin coupé, car elle était très-altérée, et il ne lui a pas été donné d'autre boisson. A l'examen de la gorge, nous ne trouvons plus de fausses membranes; les deux amygdales sont tuméfiées et d'un rouge légèrement cerise; au centre de la face interne de la droite existe encore une plaque pseudo-membraneuse de la grosseur d'une lentille. Ce qui frappe mon confrère, c'est la disparition des fausses membranes sans qu'elles aient été rejetées par le vomissement. Je m'explique cela en admettant que, détachées, elles ont été dégluties avec les aliments. Nous constatons encore de l'engorgement des ganglions sous-maxillaires surtout au côté droit, et des ganglions cervicaux antérieurs. Le pouls bat 90. Les parents sont dans une joie facile à dépeindre en voyant cette transformation qui s'est opérée d'une manière si tranchée dans l'espace de vingt-deux heures. La toux est humide généralement. Nous convenons que, pendant quarante-huit heures encore, on continuera le vaporarium, qu'on donnera des aliments et du vin coupé.

L'amélioration s'est continuée sans qu'on ait modifié le traitement en quoi que ce soit, le vaporarium a été continué jusqu'au 20 au matin. La guérison a été radicale et s'est maintenue.

Et d'abord ce cas de croup si spontanément survenu, en apparence, est-il ce qu'on appelle un croup d'emblée? Pour ma part, je n'en crois rien, 15 à 16 heures avant son explosion, l'enfant avait déjà une toux rauque. L'abondance et l'extension des fausses membranes à toute la gorge indiquent naturellement que ces fausses membranes existaient déjà depuis un certain temps, bien que l'enfant fût gaie presque comme à son habitude. Il ne faut pas avoir observé pendant très-longtemps pour voir, surtout en temps d'épidémie, des personnes avoir des fausses membranes assez étendues dans la gorge sans s'en apercevoir. C'est probablement ici le cas. Seulement, quand les pseudo-membranes se sont étendues sur le larynx, les signes du croup se sont manifestés aussitôt par la toux rauque et la suffocation, ce qui a donné l'éveil aux parents et les a épouvantés. Ici le médecin traitant, au lieu de suivre les errements, c'est-à-dire d'employer le traitement énergique (expression de Trousseau), la cautérisation, s'est contenté de soumettre la malade aux inhalations de vapeurs humides de sulfure de mercure, et on voit à quel résultat il était arrivé 20 heures après, puisque toutes les fausses membranes avaient été balayées à peu près. Ceci est logique autant que logique puisse être comprise.

Et si la doctrine de Trousseau sur le croup était exactement vraie, c'est-à-dire que l'affection pseudo-membraneuse fût comme la pustule maligne, débutant sur place pour gagner ensuite de proche en proche, cette méthode n'en serait que plus rationnelle et plus médicale, puisqu'elle arrête le développement successif des fausses membranes et procure le détachement de celles qui existent. La cautérisation n'est qu'une aberration, même dans les principes de Trousseau. Rien ne démontre que la diphthérie soit inoculable, virulente, comme la vérole, la rage; tout prouve que c'est une maladie infectieuse, transmissible par le contact médiat au moins. Quoique les premières manifestations soient localisées sur des points de prédilection, c'est une maladie générale d'emblée. Et voilà pourquoi la cautérisation, ce traitement énergique de Trousseau, reste impuissante et a souvent des inconvénients pour les malades qui éprouvent déjà tant de dégoût pour l'alimentation. Je n'aurais peut-être pas eu la hardiesse de me priver des vomissements comme l'a fait M. Déclat, mais cette hardiesse met de nouveau un principe en évidence, c'est que, dans ces cas, le vomissement n'a qu'une action mécanique dont on peut se passer quand les pseudo-membranes n'ont pas envahi le larynx et la trachée. Quand elles ont envahi le larynx et la trachée, le vomissement est absolument nécessaire. Les fausses membranes ne sont point dissoutes par l'action des vapeurs de sulfure de mercure; elles ne sont qu'amollies, détachées des surfaces sur lesquelles elles ont poussé; celles de la gorge et du pharynx, amollies et détachées, peuvent être entraînées avec le bol alimentaire dans l'acte de déglutition et suivent alors le canal digestif sans préjudice. Mais dans le larynx et la trachée, elles ne pourraient que tomber plus bas en se détachant et augmenter l'asphyxie, à moins qu'une quinte de toux ne les expulse aussitôt. Il faut donc que par l'acte du vomissement elles soient rejetées au dehors.

17e OBSERVATION. — *Croup morbilleux à l'occasion d'une rougeole, infection diphthérique ancienne, ayant pris un nouveau degré d'énergie à propos de la rougeole. — Mort par suite de broncho-pneumonie diphthérique.*

P..., 14, place de Laborde, garçon de 4 ans; en février dernier, bronchite catarrhale qui résiste pendant trois semaines; un vésicatoire appliqué sur la poitrine se couvre de plaques diphthériques arrivant à de larges ulcérations à fond blanc; ces ulcérations ne guérissent qu'au bout d'un mois et demi, fin mars. Cet enfant jouissait, en apparence au moins, d'une très-bonne santé; cet état s'est maintenu jusqu'au 13 mai.

A cette date, cet enfant est pris de fièvre avec coryza, éternuement, larmoiement et toux; les parents ne s'en inquiètent pas. Le 15 au soir apparaissent quelques rougeurs à la face et la toux devient très-rauque; en même temps survient une grande agitation.

Je vois ce petit malade le 16 au matin. Il est atteint de rougeole confluente avec couleur pourpre à la face; on distingue des sinuosités blanchâtres dans l'intervalle des plaques de rougeole.

L'éruption est plus discrète et mieux nuancée sur le tronc et sur les membres. Elle est généralisée. Cet enfant n'a jamais eu la rougeole.

La peau est sèche et brûlante; le pouls est dur et bat 130. Il y a 70 inspirations à la minute; l'expiration est généralement sifflante. La toux est fréquente et son timbre est excessivement rauque. Il y a jactitation; l'enfant ne peut demeurer un instant en place. Il se découvre continuellement, on voit qu'il suffoque. Les ganglions sous-maxillaires sont tuméfiés; à l'auscultation, je perçois le murmure vésiculaire affaibli, couvert dans certains points par des râles bronchiques humides, notamment à gauche. L'inspection dénote des pseudo-membranes sur la luette et l'isthme du gosier. Rien sur les amygdales.

Il y a croup morbilleux avec la rougeole. Ici s'ouvre un point d'interrogation pour savoir si cet enfant n'a pas été constamment, depuis son vésicatoire, sous la domination de la diphthérite, qui, à propos de la rougeole, aurait eu des déterminations locales plus accusées, ou bien si c'est une nouvelle invasion de diphthérite à propos de l'explosion de la rougeole, comme nous en observons souvent?

Prescription. Vaporarium au cinabre à entretenir nuit et jour ; faire vomir de suite, à quatre heures et à 11 heures du soir, avec ma potion d'ipéca. Vin coupé, tisane pectorale, bouillon.

Le 17. Les matières vomies contiennent une quantité de fragments pseudo-membraneux blancs jaunâtres, mais pas de tube. En décantant je puis réunir dans un vase plein d'eau environ 2 à 3 grammes de ces débris qui résistent au lavage et ne se dissolvent pas dans le liquide; avec ces fragments pseudo-membraneux il y a des mucus filants. La respiration est moins accélérée; la toux est devenue demi-humide, mais la voix est éteinte, le pouls est à 120, la face est violacée, il y a toujours jactitation et insomnie. L'isthme du gosier est balayé des pseudo-membranes ainsi que la luette.

Le malade a pris du bouillon, il a bu du vin coupé. A l'auscultation, je trouve de la sous-crépitation dans la moitié inférieure de la face dorsale gauche. La percussion donne sur ce point une résonnance obscurcie, de la submatité. Il y a pneumonie lobulaire.

Faire vomir à dix heures et à six heures du soir. Le vaporarium continuera nuit et jour.

Le 18. Beaucoup de détritus pseudo-membraneux dans les matières vomies et facilement remarquables au milieu des mucus. La rougeole persiste sur tout le corps, la face est uniformément plaquée et violâtre. Les lèvres sont bleuâtres. 70 inspirations à la minute. Toux fréquente, rauque par moments, demi-humide généralement; pas de tirage, et cependant le malade asphyxie. Il ne peut tenir un instant en place ; la jactitation est très-caractérisée. Matité prononcée sur toute la moitié inférieure gauche en arrière et dans le tiers en avant. A l'auscultation, inspiration soufflée en arrière, râles humides fins à la moitié supérieure. Il y a évidemment broncho-pneumonie diphthérique gauche; c'est une infection profonde qui s'accentue de plus en plus ; le pouls dépasse 140. Cependant l'enfant mange et a conservé la puissance de vomir. Faire vomir deux fois dans la journée, continuer le vaporarium et le vin.

Le 19. Insomnie absolue, teinte légèrement violâtre de la face et des lèvres, respiration saccadée, sans tirage, sans sifflement, 70 à 75 inspirations à la minute, pouls toujours à 140 et au-dessus. Les phénomènes locaux du poumon s'accentuent d'avantage ; expiration soufflée dans la plus grande partie du poumon gauche, avec matité tranchée. A droite, râles bronchiques humides disséminés. La bronchite diphthérique se généralise, la pneumonie a gagné en étendue sur le côté gauche. A l'inspection de la gorge, je trouve une légère couche pseudo-membraneuse jaunâtre qui tapisse le pharynx, les amygdales et la luette, ce qui n'existait pas les deux jours précédents; les exsudats pseudo-membraneux s'étendent donc partout; ces couches se décollent facilement avec un pinceau de linge. Pronostic extrêmement grave. Faire vomir et continuer le vaporarium.

Le 20. Le malade n'a pas pu vomir; il ne prend plus rien; la face est pâle avec une légère teinte violacée; la respiration est râlante; il y a 85 inspirations à la minute, le pouls ne peut plus se compter, la peau est humide, froide, visqueuse, anesthésie générale. Mort le soir à huit heures.

18e Observation. — *Croup laryngien. — Guérison en trois jours par les inhalations de vapeurs humides de sulfure de mercure, les vomissements, l'alimentation et le vin.*

S..., 39, rue Galilée, fils d'un banquier allemand, blond, lymphatique, sanguin, 5 ans, avait eu une bronchite catarrhale légère pour laquelle je lui avais donné quelques soins, à la suite d'une maladie extrêmement grave qu'avait eue son frère aîné et pour laquelle j'avais eu une consultation avec mon excellent et digne ami le docteur Blache.

Il était complétement rétabli de cette légère indisposition quand, dans la nuit du 11 mars dernier, il fut pris subitement d'une toux rauque et suffocante. Sa mère est anglaise. La diphthérie du croup chez les Anglais a une signification aussi bien comprise que chez nous. Sa mère le fit donc vomir immédiatement, conserva les matières vomies et me fit appeler le matin de bonne heure, en me faisant prévenir que son plus jeune enfant avait la diphthérie.

Le 11, à sept heures du matin, je me rends auprès du malade; je le trouve assez calme, presque pas de fièvre, la respiration assez libre; la toux est rare, mais elle est rauque, croupale. L'examen de la poitrine ne révèle rien d'anormal; l'examen de la gorge ne laisse voir qu'une plaque diphthérique de la grosseur d'une lentille sur la face interne de l'amygdale gauche; la déglutition est possible, facile même, bien que les amygdales soient tuméfiées : mais la mère fait observer que son enfant a toujours eu de grosses amygdales.

Les matières vomies me sont présentées, elles contiennent des détritus d'aliments. En les examinant avec le plus grand soin, je trouve au milieu de mucus bronchiques, glaireux, filants, épais, des parcelles de pseudo-membrane distinctes, mais peu volumineuses. La mère est très-inquiète; elle a une grande frayeur de cette maladie. Le vaporarium au cinabre est installé auprès du lit de l'enfant avec ordre de le faire fonctionner nuit et jour.

Prescription. Faire vomir à midi et à dix heures du soir, avec la potion suivante : ipéca pulvérisé, 0.80; eau distillée, 80; sirop d'ipéca, 80, par cuillerée de dix en dix minutes; nourrir, donner à l'enfant ce qu'il voudra, vin coupé en abondance, tisane pectorale.

Le 12. Apyrexie, la nuit a été agitée, il n'y a eu de sommeil paisible qu'à partir de quatre heures du matin, après un troisième vomissement que la mère a provoqué, parce que l'enfant avait la respiration sifflante avec redoublement de raucité de la toux. La respiration est calme, sans bruit anormal, il y a 32 inspirations à la minute; la toux est humide, toutes les matières vomies dans les trois fois ont été confondues. Je retrouve de nombreux débris pseudo-membraneux. Il y a un lambeau de tube de 2 centimètres de long. L'enfant mange bien et boit le vin avec grand plaisir. L'amygdale est dépouillée de la petite plaque. Continuer le vaporarium et ne faire vomir que s'il survenait de la suffocation. Faire vomir à six heures du soir. Le vaporarium fonctionne toujours. Nourrir; vin coupé.

Le 13. La mère a fait vomir son fils à midi et à onze heures du soir, parce que la toux redevenait très-rauque et qu'il y avait suffocation. Actuellement il y a toux rare, mais parfaitement humide, muqueuse. Il y a eu sommeil, sans interruption, depuis une heure du matin, la peau est légèrement humide, la respiration ample et calme, 78 pulsations à la minute, gaieté expansive. Dans les matières vomies se trouvent encore deux portions de tube membraneux et quelques débris.

Continuer le vaporarium jusqu'à onze heures du soir, et l'arrêter si la toux persiste à être humide. Nourrir à volonté; vin coupé en abondance.

Le 14. Le malade est bien guéri. Il n'a pas éprouvé depuis l'avant-veille au soir de recrudescence de raucité de la toux. Je l'ai revu plusieurs jours après, il continuait à bien se porter.

19e OBSERVATION. — *Angine pseudo-membraneuse avec engorgement ganglionnaire et fièvre intense résistant au traitement ordinaire, guérie par les inhalations de vapeurs humides de sulfure de mercure, l'alimentation et le vin.*

J..., cuisinière, chez M. Chasseloup-Laubat, 32 ans, habituellement bien portante, est prise de frisson violent avec courbature, céphalalgie, soif ardente le 24 février dernier à quatre heures de l'après-midi. A six heures du soir, elle éprouve un mal de gorge intense avec douleur dans l'oreille droite, et une grande difficulté pour avaler. Au frisson a succédé une chaleur générale vive. On lui donne un bain de pieds à la moutarde, des boissons émollientes. La nuit se passe dans l'insomnie, l'agitation, et la difficulté d'avaler va croissant.

Je vois la malade le 25, à sept heures du matin. Voici l'état : peau chaude et sèche, pouls plein 110, céphalalgie térébrante, soif très-vive, impossibilité de la satisfaire tant la déglutition est douloureuse.

Engorgement des glandes sous-maxillaires visible à l'œil, plus prononcé à droite qu'à gauche. La parotide du côté droit est tuméfiée, ainsi que les ganglions cervicaux latéraux. A gauche, même engorgement des ganglions cervicaux sans tuméfaction de la parotide. A l'inspection de la gorge, je perçois les amygdales fort tuméfiées, surtout celle du côté droit; la luette est gonflée et pendante; les piliers et la voûte sont d'un rouge cerise. Des pseudo-membranes gris-blanc coiffent les deux amygdales, la luette et une partie de la voûte.

Avec un pinceau de linge grossier, je détache ces pseudo-membranes qui sont épaisses et fort adhérentes. Après de nombreux écouvillonnages, toutes les parties sont dénudées de fausses membranes et mises à vif. Cautérisation avec le nitrate d'argent.

Prescription : potion stibiée à 0,10 pour faire vomir; répéter le vomissement le soir. Sinapismes aux jambes matin et soir; tisane d'orge miellée; gargarisme alumineux; 4 grammes de chlorate de potasse dans 300 d'eau, à boire dans la journée.

Le 26, augmentation de l'engorgement ganglionnaire; la parotide gauche est tuméfiée à son tour. A l'inspection de la gorge, je trouve des pseudo-membranes partout, sur les amygdales, la luette, les piliers et la voûte; l'isthme du gosier en est couvert, et la malade ne peut qu'à grand' peine avaler quelques gouttes de liquide.

Nouvel écouvillonnage avec un pinceau de linge grossier, de façon à détacher toutes les pseudo-membranes et mettre les surfaces à vif; après, lotions avec du jus de citron. La fièvre est aussi intense que la veille; le pouls est entre 116 et 120. La nuit s'est passée dans l'insomnie absolue; la malade exprime la plus grande inquiétude et ses maîtres éprouvent des craintes pour elle.

Prescription : ipéca pur 0,80, sirop d'ipéca 65, eau distillée 65, A prendre en deux fois en dix minutes. Gargarisme alumineux, tisane de feuilles de ronce, bouillon et vin coupé.

Le 26, à sept heures du soir, l'état a empiré; l'engorgement gan-

BIBLIOTHÈQUE IMPÉRIALE

glionnaire et parotidien bilatéral est encore plus prononcé ; la déglutition est presque impossible. La malade ne parle guère que par signes. Elle n'a pu dormir une heure dans la journée. La fièvre persiste, toujours intense. Cependant, à l'auscultation, le murmure vésiculaire est entendu des deux côtés à l'état de pureté. Les bronches paraissent donc intactes.

De nouvelles fausses membranes se sont reproduites depuis le matin, de façon à couvrir les deux amygdales, partie des piliers antérieurs, la moitié de la luette et les deux côtés supérieurs de la voûte. La malade a vomi abondamment avec la moitié de la potion. A partir de ce moment, je renonce à tout traitement local. Je fais installer à côté du lit le vaporarium; 2 grammes de cinabre, projetés toutes les quatre heures dans de la décoction de fleurs pectorales en ébullition dans un vase de terre. Je prescris du bouillon et du vin. La malade vomira demain matin, de bonne heure, avec la même potion.

Le 27, au matin, la déglutition est possible. Il a été ingéré du vin et du bouillon. Les vomissements ont entraîné quelques lambeaux de pseudo-membranes : la luette et la voûte en sont dégarnies et présentent une rougeur un peu foncée ; les amygdales et les piliers antérieurs en sont encore couverts. La fièvre persiste, mais la malade se trouve moins gênée, et les douleurs de gorge ont diminué. Je n'observe pas d'amélioration dans l'engorgement ganglionnaire et parotidien.

Continuer le vaporarium, faire vomir le soir; potage et vin. Le soir, à huit heures, il y a eu des vomissements nombreux et abondants. La voix est rétablie, les piliers et l'amygdale droite sont dépouillés de fausses membranes et présentent l'aspect rouge un peu foncé qui s'était manifesté le matin à la voûte. Il y a eu deux potages ingérés dans le jour et du vin bu copieusement. Pour la première fois, je constate une diminution notable des parotides et des glandes sous-maxillaires. Le pouls ne bat plus que 90, et la peau est couverte de moiteur. Continuer le vaporarium ; faire vomir; le lendemain matin, alimentation, vin.

Le 28, au matin, je vois cette femme après son vomissement, qui a eu lieu avec facilité. Apyrexie complète. Toute trace de pseudo-membranes a disparu sur l'amygdale droite, et il ne s'en est reproduit sur aucun autre point. A l'inspection de la gorge, je constate la diminution, le retrait des amygdales. Il existe encore de la rougeur, mais une rougeur violacée et sans douleur. La malade boit facilement : elle a pu manger du poulet. L'intumescence parotidienne et ganglionnaire est presque complétement effacée. Pas d'altération gingivale, pas de traces de salivation. Je prescris de continuer le vaporarium jusqu'au soir. Alimentation à volonté et vin.

Le 29, J... est guérie. Elle s'est levée après avoir dormi toute la nuit. On cesse tout traitement. Un seul accident est survenu, accident assez fréquent dans les angines pseudo-membraneuses. Dans l'ingestion des aliments ou des liquides, une partie remonte dans les fosses nasales antérieures et produit une suffocation momentanée; c'est un degré de paralysie pharyngienne. Recommandation de manger avec lenteur et d'avaler avec précaution. Cinq gouttes de teinture de noix vomique matin et soir.

Le 8 mars, cette femme retourne à ses fourneaux, quoiqu'ayant encore un faible degré de paralysie pharyngienne.

Voici un cas d'angine pseudo-membraneuse à début violent, à marche progressive. Pendant deux jours, les cautérisations locales, après déblaiement de fausses membranes, et les vomissements, n'arrêtent point le développement de nouvelles fausses membranes sur place. Il s'en reproduit même en plus grande quantité, preuve que le principe dans le sang, ou autrement dit la disposition de ce liquide fournit matière aux exsudats sur les points qui sont le siége de la phlegmasie. L'origine de l'exsudation membraneuse n'avait donc été modifiée en rien; aussi les phénomènes généraux allaient croissant parallèlement aux phénomènes locaux.

Dès que le vaporarium a fonctionné pendant douze heures, que la malade a respiré longuement les vapeurs humides de cinabre, on voit tous les phénomènes locaux et généraux décroître; les parties dénudées de fausses membranes par l'acte du vomissement ne s'en trouvent plus recouvertes et la guérison arrive en trois jours, radicale, complète. Peut-on trouver des preuves plus manifestes de l'action de la respiration de vapeurs humides de sulfure de mercure, transportées par absorption dans la circulation et agissant localement?

20e OBSERVATION. — *Angine pseudo-membraneuse au septième jour de la scarlatine. — Guérison par les inhalations de vapeurs humides de sulfure de mercure.*

C..., 66, faubourg Saint-Honoré, garçon de 6 ans, atteint de scarlatine le 10 juillet dernier. Au début et pendant les quatre premiers jours de l'éruption, il y a angine avec éruption dans tout le pourtour du pharynx, de la gorge jusque sous la voûte.

Le septième jour, les amygdales sont tuméfiées et recouvertes de plaques pseudo-membraneuses de la largeur d'une pièce de 50 centimes, les piliers postérieurs, ainsi que les parois latéro-postérieures du pharynx, présentent également des plaques, moins étendues, mais assez fortes; grande difficulté pour la déglutition; voix nasillarde. Les ganglions sous-maxillaires sont fort engorgés; les parotides et les ganglions cervicaux latéraux le sont également. Il y a eu deux épistaxis depuis la veille, et le pouls, de 100 à 106, est remonté à 120. Je m'abstiens de cautériser la gorge, de détacher les fausses membranes. Je fais installer le vaporarium au cinabre; je prescris d'alimenter et de donner du vin coupé. Dix-huit heures après l'installation du vaporarium, les plaques membraneuses, détachées sur leur circonférence, se sont soulevées en cupule sur le centre des amygdales et paraissent plus petites des deux tiers. Il n'en existe plus sur les piliers postérieurs et le pharynx.

Au bout de quarante-huit heures, les plaques pseudo-membraneuses des amygdales n'existent plus; elles ont probablement été entraînées par le bol alimentaire. Le vaporarium est continué pendant vingt-quatre heures encore; puis la scarlatine a poursuivi son évolution sans autre accident; cependant, le vingt-cinquième jour, les ganglions sous-maxillaires restent encore sensiblement engorgés. Il y a eu, pendant une dizaine de jours, difficulté d'avaler et rejet d'une partie d'aliments par les narines, preuve de la paralysie pharyngienne.

21e OBSERVATION. — *Diphthérie glosso-pharyngienne. — Fausses membranes très-étendues. — Guérison par les inhalations de vapeurs humides de sulfure de mercure.*

M..., traiteur, 5, rue de Laborde, 30 ans, vu le 14 août pour la première fois. Fièvre, abattement considérable, presque impossibilité d'avaler à cause d'un mal de gorge intense survenu depuis trois jours. Le malade accuse en même temps une douleur qui s'étend du cou à la barre de l'estomac, au cardia et qui suit tout le trajet du pharynx et de l'œsophage. Le bol qu'il déglutit lui cause tout le long une sensation de brûlure. Ganglions sous-maxillaires et cervicaux antérieurs des deux côtés engorgés. A l'inspection de la gorge, fausses membranes grisâtres qui tapissent toute la partie inférieure du pharynx aussi loin qu'on puisse voir, les piliers antérieurs et postérieurs, la voûte et un peu les amygdales. Chose remarquable, les amygdales ne sont pas très-volumineuses et les plaques de diphthérie qu'on aperçoit dessus ont l'étendue d'une grosse lentille à un petit pois. Partout ailleurs, il y a une rougeur intense; la luette est presque toute coiffée de fausses membranes : ces fausses membranes ont un aspect pultacé. La partie superficielle est assez mollasse pour qu'on puisse facilement détacher une couche avec la cuiller qui sert à abaisser la langue. L'haleine est fétide; pouls à 110; peau chaude et sèche. Céphalalgie.

Je fais vomir avec un ipéca stibié et je fais installer le vaporarium au cinabre. Alimentation, vin, tisane pectorale.

Le 15, une partie des pseudo-membranes a disparu; les parties dénudées sont rouge-cerise. Continuation du vaporarium, alimentation et vin.

Le 17, toutes les plaques diphthérétiques ont disparu. Semi-paralysie pharyngienne guérie huit jours après.

La diphthérie est une maladie infectieuse et contagieuse; partant, c'est une maladie générale qui, comme la dothinentérie, présente des lésions anatomiques presque constantes. Elle n'est point inoculable; c'est au moins ce qui résulte de plus clair des expériences tentées à ce sujet jusqu'à ce jour.

Trousseau a constamment voulu établir l'analogie, la similitude entre la pustule maligne et la diphthérie. Cela lui servit pour justifier son traitement énergique, la cautérisation : la cautérisation est ici un contre-sens. L'expérience a définitivement prouvé qu'elle est impuissante dans la très-grande majorité des cas. En effet, la cautérisation, qui est dans la pustule maligne le moyen le plus rationnel, parce que la pustule maligne est toujours le résultat d'une intoxication locale, d'une inoculation de bactérydies, au moins pour les faits rigoureusement observés, détruit sur place le principe morbide inoculé et empêche que, par absorption ou par propagation par continuité, il suscite des accidents généraux. La cautérisation ne détruit, dans la diphthérie, aucun principe morbide sur place, parce qu'il n'y a pas de principe morbide local, mais bien un processus local dépendant d'une intoxication générale. Elle peut modifier l'inflammation locale, mais elle ne détruit pas le principe; de là, la repullulation des fausses membranes après la cautérisation. Si la diphthérie n'était qu'une inflammation spéciale localisée, autre erreur propagée par Trousseau, la cautérisation pourrait avoir une action puissante contre cette inflammation. Mais elle échoue précisément parce que cette prétendue inflammation spéciale n'est qu'un processus sous la dépendance d'un principe général, et que la cautérisation locale ne peut rien contre le principe qui affecte tout l'organisme, quoiqu'il ait des manifestations locales privilégiées. C'est pourquoi le traitement médical est le seul traitement rationnel de la diphthérie. Il a d'autant plus de chances de réussir qu'il est appliqué dès le début, avant, en un mot, que l'infection soit devenue profonde ou qu'elle ait eu le temps de déprimer profondément les forces organiques. Comme maladie épidémique, la diphthérie présente parfois une telle violence, que les médications les mieux appropriées échouent d'une manière absolue dans un certain nombre de cas; ceci est le fait de toutes les maladies épidémiques, mais cela ne détruit point les principes que je viens de poser en thèse générale.

Comme maladie septique et infectieuse, elle tend à déprimer les forces organiques avec plus ou moins de rapidité. De là la nécessité vraiment démontrée d'éviter, dans le traitement, tout ce qui peut ajouter à cette dépression, et de chercher à soutenir les forces par l'alimentation et le vin.

Tout ce qui peut entraîner la perte de l'appétit, enrayer la nutrition, doit être soigneusement évité; à ce titre, les cautérisations, sous quelque forme et avec quelque caustique qu'on les pratique, ont l'inconvénient de dégoûter les malades, de leur faire perdre le reste d'appétit, sans avantage aucun contre la diphthérie. C'est dire que, dans un avenir prochain, elles seront rejetées par tous les praticiens qui jugeront sainement la question.

Quant aux diverses médications internes dirigées par la voie du tube digestif, elles ont également l'inconvénient de fatiguer l'estomac, de troubler la nutrition, de faire perdre souvent le reste d'appétit conservé par les malades, partant, d'ajouter à la dépression des forces qui existe déjà. En outre, par l'infidélité de l'absorption stomacale dans ces cas, elles sont loin d'atteindre le but qu'on se propose. Elles ont donc, d'une part, un effet nuisible, et d'autre part, elles constituent une voie peu sûre pour arriver rapidement à enrayer la marche d'une maladie effrayamment progressive.

Les inhalations de vapeurs et de vapeurs humides constituent donc la méthode de traitement la plus sûre, la plus prompte et la plus active dans le traitement de la diphthérie. Quels que soient les médicaments auxquels on accorde la préférence, c'est par voie d'inhalation qu'ils ont plus de chances de réussir. En effet, par cette méthode on obtient un double effet, et on évite tous les inconvénients signalés plus haut.

D'abord, on a avec elle l'absorption forcée par les voies respiratoires, absorption extrêmement active, et par la voie cutanée, douée de beaucoup moins d'activité. Voilà pour l'introduction des médicaments dans l'organisme pour obtenir une action générale et sans dégoût.

Ensuite, comme les localisations privilégiées de la diphthérie sont précisément dans l'arbre respiratoire, dans le gosier ou ses annexes et la partie supérieure du pharynx et du larynx, les vapeurs inhalées exercent, par leur contact continuel avec ces parties, une action locale continue qui, en raison des propriétés des substances employées, forme un topique plus ou moins actif et plus ou moins sûr.

Si les substances résineuses, telles que le copahu, le cubèbe, jouissent vraiment de propriétés efficaces contre la diphthérie, ainsi que des faits assez nombreux tendent à le prouver, n'y aurait-il pas un grand avantage à employer ces substances par voie d'inhalation?

Nous concourons tous au même but, à trouver contre la diphthérie un traitement médical seul rationnel, efficace; que nos efforts communs cherchent donc à rendre ce traitement aussi efficace que possible.

Il est constant que l'usage du copahu et du cubèbe, qui, chez les adultes provoque si souvent le dégoût, la perte de l'appétit, offre à plus forte raison le même inconvénient chez les tout jeunes enfants, et que c'est là une condition qui, dans un grand nombre de cas, doit annihiler les effets salutaires qu'on pourrait en obtenir.

Si tout ce que je viens d'exposer était le fruit de conceptions théoriques pures et simples, on aurait le droit de critiquer et de s'insurger. Mais j'arrive aujourd'hui avec une masse compacte de faits et une expérience de nombreuses années. C'est d'après l'observation patiente des faits cliniques que je suis arrivé à ces conclusions. Pour moi, je me sers des inhalations de vapeurs humides de sulfure de mercure, qui me donnent des résultats jusque-là inespérés dans le traitement de la diphthérie et qui en donneront de semblables entre les mains de ceux qui voudront y recourir.

Le soufre, le mercure ont été employés isolément et tour à tour dans le traitement du croup. L'un et l'autre ont été, dans quelques cas, suivis de remarquables succès. Mais le mode vicieux d'administrer ces substances donnait lieu soit à des inconvénients déjà signalés et que ne contrebalançaient pas leurs avantages, soit à une absorption irrégulière, partant infidèle.

Trousseau, qui dans des cas de vaste et profonde diphthérie cutanée avait plus d'une fois obtenu de merveilleux résultats avec le calomel employé comme topique, a répudié, et selon moi avec juste raison, l'usage des mercuriaux à l'intérieur. Ses motifs sont peut-être un peu trop exagérés, mais ils sont raisonnables au fond. S'il ne leur accordait une grande valeur que comme topique local, c'est qu'il raisonnait toujours d'après les effets physiologiques et toxiques des mercuriaux introduits par le tube digestif, et surtout sensibles suivant certaines prédispositions individuelles.

Il dit, en effet, p. 446, t. Ier de sa *Clinique :* « Je ne conteste pas le moins du monde l'action générale que peut avoir ce médicament (le mercure), car, absorbé dans les voies digestives, il produit des effets considérables ; il modifie la masse du sang, en augmente la fluidité et le met dans de telles conditions que les sécrétions soient moins plastiques qu'elles ne l'étaient auparavant. Je conteste si peu cette action générale que je la redoute, et que l'action topique me paraît seule utile. »

C'est que Trousseau n'avait jamais essayé les inhalations de vapeurs humides de sulfure de mercure qui, à titre de médication générale, ne produisent jamais cette grande débilitation qui est le résultat fréquent de l'ingestion des mercuriaux par le tube digestif, et qui ne produisent même jamais la salivation quand elles sont faites dans les conditions indiquées. C'est qu'en effet, absorbé par le tube digestif, le mercure peut ne pas être éliminé suffisamment par les diverses excrétions, et que dans ces conditions, son accumulation dans l'organisme détermine rapidement les effets d'intoxication.

L'auteur a employé comme topique local les fumigations de cinabre. Mais il usait des fumigations sèches; sous cette forme, le cinabre détermine plus promptement encore la salivation, par conséquent les inconvénients qu'il reproche aux mercuriaux. Il était bien près d'atteindre le but, mais il n'a pas su s'élever jusqu'à la conception d'une méthode réellement curative en même temps qu'inoffensive. Les vapeurs sèches de cinabre, outre qu'elles déterminent promptement la salivation, ne peuvent être supportées longtemps par les malades; de plus, elles provoquent promptement une débilitation chez des sujets que la diphthérie déprime déjà si rapidement. Les inhalations de vapeurs humides de sulfure de mercure peuvent, au contraire, être supportées pendant longtemps, cinq à six jours, comme j'en ai cité des exemples, sans produire le moindre mauvais effet. Je ne cherche pas à donner d'explications de ce fait, je ne fais que le préciser d'après les données cliniques.

Quelques médecins se sont complus à faire des expériences de laboratoire pour rechercher les substances au moyen desquelles on obtient plus facilement la dissolution des fausses membranes dans des creusets. Inutile de faire observer toute l'insuffisance et l'insignifiance de pareilles recherches. Les dissolutions qui servent à dissoudre les membranes dans un verre, subissent des transformations à nous inconnues, en passant dans l'organisme, par leur mélange à des liquides qui en modifient certainement les combinaisons. A l'observation clinique seule appartient le rôle de juger quelles sont les substances médicamenteuses qui peuvent exercer une influence sur la marche de la diphthérie, parce que cette observation repose sur des données qui résultent et de l'action propre des médicaments, et de leur effet sur l'organisme après avoir été mis en contact, par l'absorption, avec les divers éléments qui le constituent, et en avoir subi, par conséquent, des influences par suite de combinaisons intimes.

M. Henry Roger n'a-t-il pas trouvé que l'eau de chaux saturée a la propriété d'opérer en cinq à dix minutes la dissolution, la disparition des fausses membranes dans un verre plein de ce liquide? Ce fait est magnifique comme résultat de laboratoire. Mais M. Henry Roger nous a-t-il révélé que, depuis qu'il emploie l'eau de chaux saturée dans le croup, il ait obtenu de plus nombreuses guérisons que par le passé? Je ne l'ai ni lu ni ouï dire.

Un dernier mot. Dans mes deux Mémoires précédemment publiés, j'ai réduit à leur juste valeur les services que la trachéotomie peut rendre dans le croup; j'ai démontré tous les dangers de cette opération en elle-même, toute l'habileté du manuel opératoire et les précautions qu'elle nécessite, à tel point que le premier médecin venu ne peut être en mesure de la pratiquer avec sécurité séance tenante. J'ai prouvé que c'est une opération qui ne peut être pratiquée que par quelques médecins expérimentés, ayant acquis l'habitude du manuel opératoire; que les soins consécutifs qu'elle exige la mettent hors de la portée de tout le monde, et qu'en conséquence elle n'est praticable que dans les grandes villes et dans celles où il y a des hôpitaux, où riches et pauvres trouvent tout pour son heureuse exécution, tandis qu'elle ne peut être pratiquée avantageusement dans les campagnes, les bourgs et les villages, ce qui forme la plus grande étendue d'un territoire, de tout un pays.

Si j'ajoute, enfin, qu'entre les mains des plus habiles elle cause certainement par elle-même des décès qui n'auraient pas eu lieu, puisque Trousseau, son vulgarisateur, a eu à se reprocher quelques cas de mort par son manque d'expérience ou son impéritie, on restera convaincu que la trachéotomie constitue une ressource sans contredit nécessaire dans certains cas qu'il faudrait plus exactement définir, mais qu'elle est indigne d'être prodiguée avec cette libéralité qu'on lui a accordée dans ces dernières années.

Le représentant le plus autorisé des défenseurs de la trachéotomie a publié récemment deux courts articles en réponse à un jeune médecin qui s'est élevé, après tant d'autres, contre l'abus qu'on fait de cette opération. Il ressort de plus clair de ces deux petits articles trois faits capitaux qui, loin d'être une apologie de l'opération, tendent à démontrer aux esprits impartiaux qu'elle devra un jour devenir aussi rare qu'elle est prodiguée aujourd'hui.

Et d'abord M. Barthez a fait, dans ces quelques lignes, l'aveu bien franc et bien net que la trachéotomie n'est pas une opération curative, mais simplement une opération d'expédient pour empêcher les malades de périr par l'asphyxie et donner le temps au traitement médical ou aux efforts de la nature de triompher de la maladie fondamentale. Je suis heureux que les opinions de M. Barthez concordent si complétement sur ce point avec les miennes; je n'ai rien dit de moins ni de plus dans mon premier mémoire. Ainsi se trouvent répudiées les ridicules prétentions de ceux qui, plus royalistes que le roi, voulaient faire de la trachéotomie une opération curative du croup, parce que l'air pénétrant après elle librement dans les bronches, aurait, disent-ils, la propriété de balayer les fausses membranes existantes et d'empêcher la formation de nouvelles. Dénué de toute preuve expérimentale et positive, ce thème n'avait que l'inconvénient de poser en paradoxe un semblant d'idée que Trousseau avait hasardé sur ce point.

M. Barthez établit ensuite : 1° que parmi les malades traités uniquement par le traitement médical à Sainte-Eugénie, on a obtenu une guérison et demi ou 1,60 sur trois malades; 2° que parmi les trachéotomisés il y a une guérison sur quatre, je dis, moi, sur quatre et demi dans les périodes de 1860 à 1867; 3° et enfin, qu'en réunissant tous les malades traités médicalement et trachéotomisés, on arrive à une moyenne d'une guérison sur trois malades, absolument comme dans les statistiques les plus favorisées, celle de Rosen. Et après ces points établis, M. Barthez conclut qu'il y a là une belle part pour la trachéotomie. Pour démontrer cette belle part, il se livre à quelques considérations qui sont bien loin d'avoir la portée qu'il leur attribue et dont l'inconvénient est d'entretenir des illusions. Je puis dire que ces raisonnements pèchent par nombre de points, et que si Barème n'est pas faux, il faudrait presque arriver à des conclusions opposées à celles qu'il en tire. Dans un autre moment, j'aborderai cette question qui prend de nouvelles proportions depuis qu'à la période d'engouement a succédé la période de plus mûres réflexions pour la trachéotomie.

L'honorable médecin de Sainte-Eugénie déclare que, parmi les croups traités médicalement dans cet hôpital, on obtient plus d'une guérison sur deux.

Pour le moment, je ne dois et ne veux démontrer que deux points, à savoir : 1° que le croup guérit très-souvent, fort souvent, par un traitement médical bien appliqué; 2° que c'est à étudier ce traitement et à le vulgariser que doivent tendre les efforts de ceux qui aiment vraiment la science, des vrais cliniciens, au lieu de chercher à vulgariser une opération qui ne peut être pratiquée qu'exceptionnellement et être un sujet de désillusion pour la masse des médecins de campagne. Quand je le voudrai, je prouverai à M. Barthez que dans les cas traités médicalement et qui guérissent par moitié, il y en a qui eussent entraîné plus ou moins promptement l'asphyxie si on ne les eût enrayés; qu'il y en a d'autres à qui on n'a pu appliquer la trachéotomie à cause de l'infection profonde; troisièmement, qu'il y en a enfin qui, étant entrés à l'hôpital pour subir l'opération, ont succombé avant de pouvoir être opérés. Quand on met au compte du traitement médical ces derniers cas sans donner de chiffres précis, on démontre trop clairement que le traitement médical, tel qu'on le pratique à Sainte-Eugénie, donne des résultats admirables; que les données fournies par la trachéotomie sont un peu illusoires, et que si les médecins voulaient reprendre scientifiquement et cliniquement la question, la trachéotomie redeviendrait aussi rare qu'elle est prodiguée.

La diphthérie, qu'elle soit sporadique ou épidémique, est en tous cas une maladie septique, contagieuse et infectieuse. C'est donc une maladie qui déprime plus ou moins rapidement les forces, à l'instar des maladies de cet ordre. Le traitement doit, suivant la raison et les faits, tendre à maintenir, à relever ces forces organiques et à éviter tout ce qui peut précipiter la dépression. Il faut rendre cette justice à l'Ecole de Trousseau, qu'elle a compris et résolu une partie de ce problème, et que par un contre-sens inexplicable, une méprise en désaccord avec les connaissances professées, elle a marché à l'encontre dans la seconde partie.

Nourrir les malades, éviter la dépression, les pertes sanguines, voilà deux faits capitaux acquis à l'Ecole de Trousseau; mais là s'est arrêté le progrès.

L'appétit a besoin d'être conservé pour que la nutrition puisse s'opérer, chez des malades surtout dont les acquisitions doivent dépasser la somme des pertes. Or, tous les médicaments qu'on a l'habitude d'administrer par le tube digestif, font diminuer fréquemment l'appétit et souvent le détruisent d'une manière absolue.

Les cautérisations, de quelque sorte qu'on les fasse, tendent par leur répétition à aboutir au même résultat.

Il découlait donc de source qu'à l'administration des médicaments par le tube digestif, il fallait substituer, dans la diphthérie, des inhalations médicamenteuses qui pussent exercer une action topique par le contact de vapeurs et de vapeurs humides, et une action générale par voie d'absorption.

C'est ce qui m'a conduit, depuis un nombre d'années, à traiter le croup par les inhalations de vapeurs humides de sulfure de mercure qui m'ont donné de si étonnants résultats que, depuis lors, je n'ai plus eu à proposer ni à accepter une seule trachéotomie; et cependant je crois être un des médecins qui, bon an, mal an, aient à soigner en ville un grand nombre de malades. Pour moi, je m'en tiendrai à ce traitement qui m'a réussi si bien jusqu'aujourd'hui. Il serait peut-être du devoir des médecins, qui déclarent avoir usé et abusé de toutes les médications prônées dans le traitement de la diphthérie, de mettre celle-ci en pratique sans qu'ils aient à encourir de danger ni à éprouver de scrupule sous quelque rapport que ce soit. Mais en France, souvent les meilleures choses ne paraissent bonnes que quand elles nous reviennent retour d'outre-mer ou d'outre-Rhin. Et qu'on ne crie pas ici à l'exagération!

Dernièrement encore un auteur recommandable, dans un journal sérieux, s'extasiait sur un traitement qu'il appelait traitement découlant vraiment de la physiologie, à la suite de la relation de trois cas de constipation opiniâtre vaincue en Angleterre par l'électricité, et de trois cas de rétention d'urine, suite de parturition, également et rapidement guéris par le même moyen. Or, il y a quelque plus de quinze ans qu'un mémoire, avec observations multiples sur le même sujet, a été publié en France; que dans ce même mémoire l'électricité était proposée pour combattre certain iléus; que depuis lors un nombre de guérisons de ces cas ont été obtenues chez nous; que M. Fleury, dans les cours qu'il faisait à la Faculté comme suppléant, avait mentionné ce mémoire et les avantages qu'on pourrait retirer de l'électricité; que M. Brochin, enfin, avait rappelé un jour, dans la *Gazette des Hôpitaux*, le mémoire en question; et cependant, après quinze années écoulées, on s'est extasié d'apprendre de nos voisins de Londres les magnifiques résultats qu'ils n'ont obtenus qu'après nous. Ainsi va la science. Ce mémoire porte ma signature. Je sais que plusieurs confrères ont essayé et obtenu de beaux succès dans le traitement du croup par les inhalations de sulfure de mercure et que par indifférence ils ne publient pas. Mais un jour il nous reviendra quelques bonnes observations d'Amérique, et alors on accueillera avec enthousiasme le traitement revenu de l'étranger. Que ce soit avec le sulfure de mercure ou que ce soit avec le copahu et le cubèbe ou avec tout autre médicament qu'on attaque le croup, qu'on l'attaque par la méthode des inhalations, et on évitera l'écueil que présentent les autres modes d'administration. Que les médecins s'habituent surtout à le traiter ainsi au début, sans recourir aux cautérisations dont j'ai démontré l'impuissance, et les hôpitaux recevront un bien moins grand nombre de malades à trachéotomiser.

Je ne puis terminer ce troisième mémoire sur le traitement de la diphthérie par les inhalations de vapeurs humides de sulfure de mercure, sans rappeler, comme je l'ai fait dans les mémoires précédents, l'ensemble du traitement et le *modus faciendi* pour les inhalations, d'autant que j'ai reçu de plusieurs lecteurs de la *Gazette des Hôpitaux* des réclamations dans ce sens :

1° Les inhalations doivent être instituées dès le début, et ne cesser qu'après guérison radicale. Moins la chambre est grande et mieux sont inhalées les vapeurs. Un réchaud ou trois-pieds, un vase en terre allant sur le feu, le plus évasé possible pour fournir une plus large surface au liquide vaporisateur; une lampe à esprit de vin à trois becs pour chauffer, voilà tout l'appareil.

Cet appareil est placé à côté du lit du malade; en fût-il éloigné que bientôt les vapeurs, envahissant toute la chambre, sont inspirées à pleins poumons si le vaporarium fonctionne bien.

On remplit d'eau le vase qu'on porte rapidement à l'ébullition; on jette dans cette eau bouillante une pincée de fleurs de mauve violette et coquelicots, puis on ajoute 2 grammes de cinabre ou sulfure de mercure.

L'appareil doit fonctionner nuit et jour; toutes les quatre heures on ajoute 2 grammes de cinabre, en ayant soin, quand besoin est, de renouveler le liquide destiné à l'ébullition et les fleurs.

2° Alimentation et vin. — L'alimentation et le vin font partie constituante du traitement : nourrir comme on peut, avec l'aliment que le malade veut bien prendre; donner du vin coupé que les malades aiment généralement, et le donner à volonté, ce sont des préceptes de rigueur dans une maladie qui tend à déprimer rapidement les forces.

3° Vomissement. — L'acte de vomissement a, dans le croup, une action mécanique démontrée. L'action dynamique est plus ou moins problématique, et en tous cas hypothétique. Donc, tant que le malade conserve la puissance de vomir, il faut le faire vomir pour provoquer, par l'acte mécanique, l'expulsion des fausses membranes déjà amollies ou racornies et en partie décollées par les inhalations de vapeurs humides de sulfure de mercure.

On doit répéter le vomissement autant que besoin est, jusqu'à deux et trois fois par vingt-quatre heures, comme cela m'est arrivé plusieurs fois.

Dans la diphthérie glosso-pharyngienne, le vomissement paraît moins opportun que quand la diphthérie s'étend au larynx et, à plus forte raison, dans la trachée et les bronches. Dans ces derniers cas, il est de nécessité absolue.

C'est à la poudre d'ipéca, associée au sirop d'ipéca avec addition d'autant d'eau que de sirop, qu'on doit recourir de préférence pour provoquer le vomissement. Le tartre stibié doit être laissé au second plan, à cause de son action dépressive. Le sulfate de cuivre, à doses fractionnées, est aussi un excellent moyen de provoquer l'acte mécanique du vomissement, et n'est pas ordinairement suivi des accidents que peut provoquer le tartre stibié.

PARIS. — IMPRIMERIE L. POUPART-DAVYL, 30, RUE DU BAC.

2569

SUITE DU TRAVAIL

SUR LE

TRAITEMENT DU CROUP

PAR LES INHALATIONS

DE VAPEURS HUMIDES DE SULFURE DE MERCURE

PAR

LE DOCTEUR ABEILLE

Ancien médecin de l'hôpital du Roule,
Chevalier de la Légion d'honneur,
lauréat de l'Institut de France,
deux fois lauréat de l'Académie de médecine,
lauréat du Val-de-Grâce,
membre de plusieurs Sociétés savantes, etc.

PARIS, 1868

Te 79/40

à joindre

Paris. — Imp. Emile Voitelain et Cᵉ, rue J.-J.-Rousseau, 15

SUITE DU TRAVAIL

SUR LE

TRAITEMENT DU CROUP

PAR LES INHALATIONS

DE VAPEURS HUMIDES DE SULFURE DE MERCURE

9e OBSERVATION. — *Croup laryngien, chez un garçon de quatre ans ayant subi la trachéotomie l'année précédente, et arrivé rapidement à la période asphyxique.* — Cornete, garçon de quatre ans, habitant chez son père peintre en voitures, 213, faubourg Saint-Honoré. — En septembre 1865, cet enfant fut atteint de croup. Le médecin qui lui donnait alors des soins l'envoya à l'hospice de l'Enfant-Jésus, au commencement de la période asphyxique, pour le faire opérer. En effet, Cornete fut opéré et rentra dans sa famille dix jours après.

On trouve sur son cou les stigmates de la trachéotomie, une cicatrice avec dépression, les anneaux de la trachée n'ayant pas subi la réunion.

Depuis l'opération, cet enfant a été très sujet à des bronchites catarrhales. Il est fort souvent, paraît-il, pris de laryngite striduleuse qui a pu faire croire aux parents à des attaques de croup. Je ne l'ai vu qu'une fois dans une de ces attaques, et l'ipéca répété en vint à bout. Cornete est un beau petit garçon, frais, bien potelé et lymphatique sanguin.

Le 17 du mois de juillet dernier, il fut pris encore d'une toux que les parents regardèrent comme expression d'une laryngite striduleuse Ils le firent vomir deux jours de suite, mais dans la nuit du 19, l'enfant étant violacé, bondissant sur son lit, ayant une respiration sifflante avec tirage, on me demande. Je vois le petit malade en pleine asphyxie. Au dire des parents, cette asphyxie serait arrivée avec une grande rapidité.

Je pense qu'il s'agit encore d'une laryngite striduleuse.

Mais en entrant dans la chambre, en entendant cette toux rauque et voilée, en voyant le tirage de la respiration avec soulèvement du diaphragme, je ne me fais plus illusion. L'enfant est aphone, ses yeux expriment une grande inquiétude ; il se tourne tout d'une pièce sur son lit, se couchant sur le dos, sur le côté, sur le ventre, alternativement, ou se redressant pour s'asseoir par un seul bond, la face est violacée, les yeux font saillie hors de l'orbite ; le cou est gonflé par les contractions musculaires dans les efforts de respiration, le pouls dépasse 130.

L'inspection de la gorge laisse voir un fragment de pseudo-membrane qui coiffe le sommet de la luette. Il y a des plaques sur les piliers et les amygdales, plus etendues à droite qu'à gauche.

Avec un pinceau de linge grossier, je détache les pseudo-membranes et cautérise ensuite avec le crayon de nitrate d'argent. Je prescris de faire vomir avec la potion suivante par cuillerée de dix en dix minutes : Ipéca pulv. 0,50, sirop d'Ipéca 0,50, eau distillée 50. La déglutition est très-pénible, on forcera le malade, et on conservera les matières vomies. Je fais installer le vaporarium auprès du lit; une lampe à esprit de vin maintiendra toujours en ébullition des fleurs de mauves, violettes et coquelicots dans un grand vase de terre plein d'eau. Toutes les quatre heures, on projettera deux grammes de sulfure de mercure (cinabre). On nourrira cet enfant et on lui donnera du vin coupé; on fera vomir à nouveau à 11 heures du matin.

Le 20, à midi, trois vases contenant les matières vomies me sont présentés: dans le premier, celui de la nuit, je ne trouve que des mucus épais mêlés aux liquides; dans l'un des deux autres, avec des débris de pseudo-membranes, je trouve au fond du vase une portion de tube membraneux, ayant au moins un centimètre et demi; dans le troisième, des parcelles de fausses membranes et des mucus. L'inspection de la gorge me laisse voir encore quelques pellicules sur les piliers et l'anygdale droite; mais je présume que ce sont des résultats de cautérisation.

La face est vultueuse; la rougeur a fait place à la teinte violacée. La toux est toujours rauque, et la respiration, quoique sifflante, n'offre plus cet affreux tirage. Il y a semi-aphonie. Le pouls est à 104-110, plein, et peut très-bien être compté. A l'auscultation, je perçois le murmure vésiculaire très-distinct, nuancé sur quelques points des sommets, de rales bronchiques à plus ou moins grosses bulles. La peau, chaude, est généralement humide; l'enfant boit facilement du vin coupé en ma présence. Il demande des pommes de terre qui lui sont accordées, c'est son mets de prédilection.

Continuer le vaporarium, faire vomir à six heures du soir et le lendemain à six heures. Se tenir prêt à faire vomir la nuit, si la suffocation reparaissait forte; nourrir, vin coupé.

Le 21, les matières vomies la veille au soir et celles du matin, contiennent, les premières, beaucoup de mucus plus ou moins épais et jaunâtre, et des fragments de fausses membranes d'un demi centimètre à un centimètre.

Celles du matin qui ne contiennent que peu de mucus en suspension présentent au fond du vase un tube pseudo-membraneux, d'un gris blanc, dense, déchiqueté sur les bords, n'ayant pas moins de deux centimètres et demi de long. Il y a chez le petit malade une transformation radicale : respiration libre et ample, toux généralement humide avec des nuances de raucité, par intervalles; face un peu pâle avec expression souriante; le pouls est entre 86 et 90, légère moiteur à la peau. Le malade a mangé quatre fois depuis hier et a bu du vin coupé ; de plus, la gorge n'offre plus rien d'anormal. A l'auscultation, je perçois des rales bronchiques humides, plus disséminés que la veille. Ne faire vomir que le lendemain matin, à moins qu'une reprise de raucité de la voix n'y contraigne avant. Continuer le vaporarium au cinabre; nourrir, vin coupé.

Le 22, état excellent; depuis la veille la toux est devenue de plus en plus humide ; la respiration est restée large et facile ; l'enfant a joué toute la journée assis sur son lit; il a dormi paisiblement la nuit. Il est apyrétique ; pouls à 80. La peau reste toujours couverte d'une légère sueur; les matières vomies ne contiennent que des aliments au milieu du liquide, quelques mucus et des parcelles de pseudo-membranes disséminées dans le liquide.

Ne plus faire vomir à moins d'accident ; continuer le vaporarium au cinabre ; alimentation et vin coupé.

Bref, le 24 juillet, Cornete ne ressent plus le moindre accident, il est guéri. Il a été soumis quatre jours et quatre nuits au vaporarium. Il a vomi huit fois... Les parents assurent que quand leur enfant a été porté à l'hôpital pour y être opéré, en 1865, il n'asphyxiait pas plus.

Voici un cas comme il s'en présente quelquefois dans la pratique. Le même malade, après une première trachéotomie a été repris de croup laryngien plus rapidement asphyxiant. — Dans ces cas on ne balance pas à ouvrir de nouveau la gorge, et presqu'à coup sûr, c'est alors sans grande chance de succès. — On a cité comme un fait bien remarquable l'exemple d'un enfant trachéotomisé deux fois, et deux fois avec succès. Ce qui est plus remarquable pour nous, c'est que le malade a échappé deux fois aux dangers de l'opération. Chaque époque a ses aberrations.

Dans notre cas, le jeune malade, pris d'un croup à marche très-rapide et arrivé à l'asphyxie ; d'un croup qui, d'après tous les calculs de statistique, l'aurait tué si on avait infligé la sanglante complication de la trachéotomie, le jeune malade, dis-je, est très-rapidement soulagé, et guéri radicalement en trois jours et demi par un traitement aussi simple, facile, qu'exempt de tous dangers, sous quelques points qu'on le considère.

Il faudra bien que l'on compte désormais avec ce système de traitement. — Le croup est une maladie de tous les temps et de tous les lieux. — A mesure qu'une sage et persévérante observation aura produit au grand jour une démonstration rigoureuse, il ne se rencontrera, à coup sûr, plus aucun médecin, quelque habitué qu'il soit à la trachéotomie, qui consentira à opérer un croupeux, avant de l'avoir soumis à ce traitement. La conscience a ses limites.

10e OBSERVATION. — *Croup laryngien.* — 1re *période.* — *Traitement par les inhalations de vapeurs humides de sulfure de mercure.* — *Guérison en trois jours.* — Houstot, garçon de trois ans, demeurant avec son père, plaqueur en voitures, 76, boulevard de Courcelles.

Le 16 septembre dernier, ce petit enfant, ordinairement bien portant, est atteint d'extinction de voix, avec toux rauque, mal de gorge, fièvre, perte d'appétit. Les parents le soignent sans consulter jusqu'au 17.

Je suis appelé ce jour-là à dix heures du matin. La toux est fréquente et ressemble à l'aboiement du chien; l'inspiration est sifflante, mais la respiration s'exécute sans trop de gêne. Pouls dépassant 100 pulsations. L'auscultation de la poitrine fait constater partout le murmure vésiculaire à l'état de pureté. L'examen de la gorge révèle une petite plaque pseudo-membraneuse sur l'amygdale gauche, de trois quarts de centimètre environ. Séance tenante, j'enlève cette plaque et cautérise ensuite avec le nitrate d'argent.

Installation du vaporarium mercuriel; faire vomir avec ma potion ordinaire de poudre d'ipéca, de sirop d'ipéca et d'eau distillée; vin coupé, alimentation; faire vomir une seconde fois à dix heures du soir. Le 17, à la visite du matin, toux humide de temps en temps, rauque la plupart du temps; rien à la gorge; la fièvre persiste encore; l'enfant a vomi deux fois. Il a pris du café le matin, il avale mieux. Dans les matières vomies, je constate d'assez larges débris de fausses membranes au fond du liquide; pas de tubes couenneux; faire vomir à midi et le lendemain matin; nourrir, vin coupé. Continuer la vaporisation nuit et jour.

Le 20, le petit malade a passé une bonne nuit. Il est gai; on le lève. Il joue dans sa chambre; la voix est revenue et la toux est maintenant toujours humide. Dans les matières vomies, je ne constate que quelques débris de pseudo-membranes en moins grande quantité et plus petits que ceux de la veille; apyrexie, alimentation, vin coupé; une cuillerée à café de sirop de thridace soir et matin ; tisane pectorale. Continuer à faire fonctionner le vaporarium jusqu'au lendemain.

Le lendemain 21, état parfait. Je cesse mes visites ; le malade est guéri. Il s'agit dans ce cas d'un croup relativement benin et qui n'offre aucun intérêt particulier. Le traitement en a fait rapidement justice.

11e OBSERVATION. — *Croup dit morbilleux suivi d'éruption scarlatineuse.* — Hervieu, garçon de sept ans, en pension à Asnières, chez M. D..., est ramené le 24 décembre au soir chez son père, M. Hervieu, épicier, 66, rue de Miromesnil. La lettre du chef d'institution porte que cet enfant, soigné pendant deux jours par le médecin attaché à l'établissement, est atteint de croup, et que, pour ce motif, le confrère a recommandé de le renvoyer dans sa famille, qui devra aussitôt faire appeler son médecin ordinaire pour donner des soins immédiats.

Hervieu est semi-aphone, il souffre beaucoup de la gorge, éprouve beaucoup de peine à avaler. A droite, sous l'angle de la mâchoire inférieure, je remarque une grosseur de la moitié d'une noix, sensible au toucher et au mouvement, c'est le relief de l'amygdale de ce côté, qui est très-volumineuse; à gauche, il y a également une saillie, mais beaucoup moins considérable. A l'inspection de la gorge, je constate une rougeur diffuse sur le voile et les piliers ; l'amygdale droite très-développée, est comme déchiquetée sur sa face pharyngienne, où elle est recouverte par un pseudo-membrane blanchâtre, consistante, qui n'a pas moins d'étendue qu'une pièce de cinquante centimes. L'amygdale gauche est bien moins tuméfiée, sans déchiqueture ; elle présente également et sur la même face une plaque pseudo-membraneuse qui ne représente guère que la moitié en étendue de celle du côté opposé ; quand le malade parle, outre sa demi-aphonie, la voix devient nazonnée.

Il n'y a aucune tâche, aucune macule, aucune rougeur, ni pointillé sur aucun point de la peau que j'examine avec le plus grand soin ; toux rauque, voilée ; respiration sifflante. Prescriptions à quatre heures du soir : Ipéca pul., 0,50 ; eau distillée, 50 ; sirop d'ipéca, 50. Mêlez. Cuillerée de dix en dix minutes jusqu'à vomissement ; vaporarium au moyen d'un vase en terre sur un trépied avec lampe à esprit de vin à côté du lit du malade, dans une petite chambre. Des fleurs de mauve, violettes et coquelicots seront jetées dans le vase plein d'eau, et quand l'ébullition commencera, ajouter deux grammes de cinabre ou sulfure de mercure toutes les quatre heures. Le vaporarium sera entretenu nuit et jour. A neuf heures du soir, l'enfant a consommé toute la potion sans vomir ; nouvelle potion à continuer. Nourrir le malade quand il aura vomi ; vin coupé.

Le 22 au matin : le malade a vomi à deux heures du matin seulement ; les matières vomies ont été conservées. Au milieu du liquide, je distingue trois fragments de fausse membrane au fond du vase et deux autres mollasses, allongés, plus denses que du mucus consistant, qui restent en suspension dans le liquide entre deux eaux. J'aperçois autour du cou, sur la poitrine et sur les membres supérieurs, une éruption scarlatineuse en voie de développement ; l'amygdale et la glande sous-maxillaire du côté droit sont encore tuméfiées ; le pouls est à 110. La gorge est moins douloureuse, la voix est plus claire. A l'inspection de la gorge, on ne voit qu'une petite plaque diphthéritique sur l'amygdale droite. Le malade a pu prendre du bouillon et du vin coupé ; faire vomir encore dans la matinée et le soir ; faire fonctionner le vaporarium ; alimenter le malade, donner du vin coupé.

Le 23, persistance de la fièvre ; le pouls dépasse cent pulsations ; tuméfaction encore manifeste de l'amygdale droite. A l'inspection de la gorge, absence de plaque diphthéritique. Rougeur uniforme sur l'isthme du gosier. Le petit malade ne souffre que très-peu de la gorge; la toux a perdu sa raucité, elle est humide, catarrhale, et la respiration s'effectue sans gêne. Il a vomi deux fois la veille et, dans les matières vomies, je ne retrouve que des mucus épais. L'éruption scarlatineuse n'a pas progressé d'une manière notable. L'urine ne se coagule ni sous l'influence de la chaleur, ni sous celle de l'acide nitrique. Continuer le vaporarium, nourrir et donner du vin.

Le 24, apyrexie ; sommeil tranquille la nuit ; la tuméfaction amygdalienne a disparu. Il ne reste presque plus de trace de l'éruption scarlatineuse ; on cesse le vaporarium ; tisane pectorale ; alimentation et vin. Je recommande de tenir le malade chaudement.

Du 24 décembre au 15 janvier 1868, le petit malade est gardé à vue dans une chambre bien chaude. Il est gai et demande toujours à sortir. Il n'y a qu'une imperceptible desquammations autour du cou et sur les membres ; les urines n'ont jamais été coagulables. S'est-il agi ici d'une vraie scarlatine précédée d'engine diphthéritique , scarlatine qui ne se serait que très-imparfaitement développée, ou bien se serait-il agi d'une de ces éruptions qui accompagnent assez souvent les angines diphthéritiques et qui ont l'apparence scarlatineuse ? Je penche à admettre la première supposition. En tous cas, l'angine a rapidement cédé, sans qu'on ait cautérisé la *gorge*.

Dans ce cas de croup supérieur dont les caractères bien tranchés constituent ce qu'on a dénommé croup morbillieux, je me suis affranchi, pour la première fois depuis vingt ans de pratique, de cette règle imposée de débarrasser la gorge des fausses membranes et de cautériser ensuite. Mu par une profonde conviction émanée d'une longue et rigoureuse observation, j'ai voulu laisser à l'action des vapeurs humides de sulfure de mercure et aux vomissements la tâche de détacher et d'expulser les fausses membranes, et voir si en négligeant de les enlever par des manœuvres locales suivies de cautérisation, le traitement était capable, là où les choses se passaient *de visu*, d'amener une guérison radicale.

En effet, si dans le croup laryngien, la respiration de vapeurs humides de sulfure de mercure et les vomissements semblent, dans tous les cas que j'ai cités dans mon Mémoire, avoir déterminé : 1° l'amollissement des fausses membranes qui obstruaient le larynx; 2° leur expulsion au dehors; 3° l'arrêt de développement de nouvelles fausses membranes par l'action directe sur le sang, de toute évidence dans le cas en question où la majeure partie des fausses membranes était à la gorge ou l'arrière-gorge, les mêmes effets devaient se produire et avec beaucoup plus de promptitude, c'est logique. Et si le fait se confirmait, il devenait évident que la cautérisation de la gorge et du larynx par n'importe quel procédé et avec n'importe quel caustique, devenait au moins une méthode inutile, sinon dangereuse.

On voit combien il faut de temps pour secouer le joug de certaines doctrines, pour faire table rase de méthodes passées à l'état de règle dans la pratique, puisque avec une longue expérience et des faits nombreux, j'en étais encore à ne pas me soustraire à ces manœuvres surannées et sans raison d'être bien rigoureusement démontrée.

Or, ce cas a donné pleine et entière raison au traitement nouveau et justifié la théorie sur laquelle je base cette méthode toute rationnelle de combattre le croup.

Dès le lendemain, les fausses membranes qui couvraient les amygdales avaient disparu par l'action combinée des inhalations de vapeurs humides de sulfure de mercure et des vomissements, et, malgré la gravité incontestable du cas, le malade était guéri en quatre jours de cette diphthérite morbilleuse. Il avait pu, après le premier vomissement, être alimenté et boire du vin, deux conditions qui doivent compléter cette méthode de traiter les croupeux.

Je me rappelle un fait qui a dix-huit mois de date et pour lequel j'étais appelé en consultation au faubourg Saint-Martin : Une petite fille de cinq ans avait depuis six jours un croup morbilleux à peu près pareil. Le médecin traitant avait cautérisé cinq fois la gorge ; il avait fait vomir cinq fois aussi, et la petite malade épuisée, ne pouvant rien avaler, avait toujours des plaques diphthéritiques sur les amygdales et les piliers ; elle était aphone et avait une toux rauque, sans suffocation. Je conseillai et mon confrère accepta le vaporarium mercuriel et toute la méthode de traitement. Trois jours après, cette malade était guérie, quoique conservant une certaine paralysie pharyngienne qui persista quelque temps.

12e OBSERVATION. — *Croup laryngien. — 1re période. — Guérison rapide par les inhalations de sulfure de mercure.* — Voignier, garçon de trois ans, 53, rue Legendre, à Batignolles. Son père est fabricant de limes. C'est un garçon assez chétif, nerveux et maigre, quoiqu'il n'ait jamais eu de maladie sérieuse.

Depuis cinq jours, il était atteint de bronchite catarrhale, pour laquelle je lui donnais des soins. J'avais cessé de le voir le 6 janvier dernier, sa position paraissant excellente.

Dans la nuit du 9 au 10, cet enfant est pris de toux très-rauque avec suffocation ; les parents se réveillent en sursaut ; ils reconnaissent le croup, l'enfant d'un de leurs voisins a succombé l'avant-veille à cette affection, et un autre en est atteint. Ils font aussitôt vomir avec le sirop d'ipéca, ce qui semble le soulager. Mais dans la matinée, la toux rauque et la suffocation reviennent de plus belle. Je suis appelé dans la journée, et ne puis voir le petit malade qu'à huit heures du soir.

Voici l'état que j'observe : respiration fréquente et gênée, avec suffocation, toux rauque et fréquente; les deux amygdales sont tuméfiées et douloureuses à la pression extérieure; à l'inspection de la gorge, plaque diphthéritique sur l'amygdale gauche, de la dimension de la moitié d'une pièce de cinquante centimes; trois toutes petites plaques sur l'amygdale droite, pouls à 108-110.

Installation du vaporarium au cinabre, qu'on entretiendra constamment en ajoutant deux grammes de cinabre toutes les quatre heures; faire vomir immédiatement avec ma potion au sirop d'ipéca et à la poudre d'ipéca; faire vomir encore le lendemain matin; nourrir, vin coupé. Le 11, on me présente les deux vases contenant les matières vomies; dans celui de la veille au soir, je ne distingue, au milieu de liquides et d'aliments rejetés, que des mucus et quelques débris de pseudo-membranes plus ou moins gros; dans le second, avec du mucus aussi et des débris pseudo-membraneux, je trouve un tube couenneux d'un centimètre et demi d'étendue. La raucité de la toux et de la voix a diminué, la respiration est libre. A l'inspection de la gorge, je trouve les amygdales rouges et dépouillées des plaques diphthéritiques aperçues la veille, quoique je ne les eusse ni égouvillonnées ni cautérisées ; le pouls est descendu à 100. Le malade a mangé et boit bien le vin. Faire vomir le soir et demain matin.

Le 12, dans les matières vomies le soir, il y a deux portions de tube pseudo-membraneux d'un centimètre à un centimètre et demi, de nombreux débris de pseudo-membrane, que je distingue avec peine au milieu des aliments rejetés, le tout coloré par le vin qu'avait bu l'enfant. La respiration est ample et très-libre; les amygdales sont à l'état normal, sans la plus petite couche pseudo-membraneuse. Il y a eu de longues heures de sommeil la nuit; dans les intervalles, agitation et toux, le plus souvent humide.

Pendant vingt minutes que je reste auprès de cet enfant, je ne l'entend pas tousser une seule fois. Les parents assurent que, depuis le matin, il ne tousse presque pas, et que la toux reste toujours humide, catarrhale. Le timbre de la voix est normal. Il y a moiteur à la peau et le pouls bat 90 à 92. L'enfant reste assis et joue sur son lit. Il demande vivement à manger. A l'auscultation, je perçois le murmure vésiculaire partout, nuancé en quelques points seulement de râles bronchiques humides.

Faire fonctionner encore le vaporarium jusqu'au lendemain. Alimentation, vin. Le 13, nuit excellente, apyrexie, la toux a toujours été rare et humide. La guérison paraît assurée.

Le fait que je viens de citer se présentait avec un caractère de gravité plus accentuée que dans le précédent, puisque, presque dès le début, l'enfant avait eu de la suffocation. Il est à présumer que ce croup aurait marché rapidement vers la période asphyxique, à en juger par les tubes membraneux que le malade a rendus dans les premiers vomissements et par l'énergie de l'attaque. La rapide guérison par la méthode de traitement que je préconise est d'autant plus remarquable, que deux jeunes enfants, voisins, presque dans la même maison, pris un peu avant, ont succombé tous deux en quelques jours, soumis à des traitements différents. Quoiqu'on ne puisse pas comparer des cas qui n'ont pas subi le même examen, il faut tenir compte de l'influence épidémique qui agissait au voisinage.

13e OBSERVATION. — *Croup laryngien.* — *1re période.* — *Inhalations de vapeurs humides de sulfure de mercure.* — *Guérison le troisième jour.* — Guérin, garçon de quatre ans, blond, lymphatique, sanguin, demeurant, 62, rue Demours, aux Thernes, chez son père, forgeron en voitures.

Cet enfant a eu, en janvier 1866, une attaque de croup pharingo-laryngien, que j'ai traité par les inhalations mercurielles, les vomissements provoqués, l'alimentation et la cautérisation des amygdales avec le nitrate d'argent. La durée de la maladie fut de sept jours. Le croup avait atteint le commencement de la période asphyxique. Depuis, ce petit enfant a eu deux fois une bronchite catarrhale.

Le 11 janvier de cette année, sans signes précurseurs, sans affection antérieure, ayant été gai et joueur toute la journée, Guérin est pris subitement, dans la nuit, de toux rauque avec agitation. Les parents, qui connaissent la toux du group, se hâtent de le faire vomir avec du sirop d'ipéca, à deux heures du matin. Je suis appelé le 12, et je le vois à onze heures, c'est-à-dire douze à quatorze heures après l'invasion présumée.

Examen direct de la gorge : plaque diphthéritique d'un demi-centimètre environ sur l'amygdale gauche, rien sur la droite, qui me paraît un peu tuméfiée. Rougeur prononcée sur l'isthme du gosier; toux rauque, face vultueuse, agitation, respiration assez libre, pouls à 110. A l'auscultation de la poitrine, le murmure vésiculaire est perçu partout. Je m'abstiens de toucher à la gorge pour détacher les fausses membranes et cautériser. Je prescris de faire vomir de suite avec ma potion par parties égales d'eau distillée et de sirop d'ipéca, avec addition de poudre d'ipéca. Je fais installer le vaporarium mercuriel au cinabre, avec fleurs émollientes suivant l'usage. Nourrir le malade comme il le voudra, vin coupé pour boisson, sans autre tisane. On fera vomir encore à onze heures du soir, et on entretiendra continuellement le vaporarium, en ajoutant deux grammes de cinabre toutes les quatre heures.

Le 13, les matières des deux vomissements sont conservées, mais mêlées ensemble; au milieu de matières liquides colorées, rougies par le vin et contenant les aliments rejetés, je trouve une portion de tube pseudo-membraneuxpeu dense, ayant au moins deux centimètres et demi de large, beaucoup de lambeaux membraneux plus ou moins grands, et un peu molasses aussi. La toux est généralement humide, catarrhale; elle ne prend de la raucité que par instant. Le pouls est descendu à 100; la peau offre de la moiteur; l'amygdale gauche est dépouillée de la plaque diphthérique observée la veille. Rougeur moins prononcée de la gorge. Continuer le vaporarium. Faire vomir à six heures du soir; Alimentation, vin coupé pour toute boisson.

Le 14, à cinq heures du soir, je revois cet enfant. Il est gai; la face est pâle, la peau est douce et légèrement humide, le pouls est entre 90 et 94; la respiration est parfaite. Je n'entends pas tousser le malade. Les parents rapportent qu'il a passé une bonne nuit, que depuis le matin, il ne tousse presque plus, et que depuis la veille au soir, cette toux rare s'est conservée à l'état humide. L'auscultation ne trouve qu'un murmure vésiculaire pur partout.

Les matières vomies contiennent quelques rares débris de pseudo-membrane. Continuer le vaporarium jusqu'au lendemain. Alimentation, vin coupé. Le 15, l'enfant est guéri depuis la veille. Il ne tousse plus et est très-gai. Je cesse de le voir.

Voilà un enfant de quatre ans que je traite pour la deuxième fois en deux ans pour la même affection, le croup. Ces cas ne sont pas rares dans la pratique, et en consultant les statistiques des hôpitaux, on peut voir les mêmes malades se présenter deux fois à plusieurs mois ou même quelques années de distance. L'enfant Cornete, de la première observation, qui a eu le croup un an après avoir subi la trachéotomie, est encore un exemple frappant de cette disposition fatale qu'ont quelques enfants à subir plusieurs fois les atteintes de cette terrible maladie.

Le sujet de cette observation a éprouvé deux fois la salutaire influence du traitement par les inhalations de vapeurs humides de sulfure de mercure. Dans sa première attaque, la durée a été plus longue; mais le malade était de deux ans plus jeune, et tout le monde sait que l'extrême jeunesse est une mauvaise condition pour la guérison, autant parce qu'il y a moins de résistance de la part de l'organisme que parce que les petits malades, ne se nourrissant pas quand ils sont sevrés, se dépriment plus facilement pour défaut de réparation contre une maladie qui, à l'instar des maladies septiques, infecte rapidement tout l'organisme qui se débilite avec promptitude.

Ces deux guérisons sur le même sujet, à deux ans de distance, constituent un fait bien remarquable pour l'histoire du nouveau traitement du croup.

Dans le numéro du 15 février courant, le journal *la Réforme médicale* publiait, d'après *la Gazette médicale de Paris*, à qui elle l'empruntait, une très-remarquable observation de croup pharyngo-laryngien traité et guéri par ma méthode et relatée par le docteur Brégeaut, de Calais.

Ce confrère, fortement éprouvé par la perte d'un fils enlevé par le croup, et opéré de la trachéotomie; témoin et acteur dans plusieurs autres cas où la trachéotomie a échoué, s'est cramponné, dans le cas qu'il a cité, au nouveau traitement, et il a obtenu un succès remarquable, d'autant plus remarquable qu'il s'agissait d'un enfant unique dans une famille riche, et que ses parents et lui-même, inquiets, pantelants, attendaient avec une angoisse facile à expliquer, l'issue de cette lutte fatale.

Le succès de la méthode dans ce cas est d'autant plus frappant pour tous ceux qui réfléchissent, que toute médication antérieure avait échoué, que l'asphyxie suivait une marche progressive, que parents et médecin répudiaient, avec une apparence de raison au moins, la trachéotomie dont ils connaissaient les si déplorables résultats, et que c'était enfin l'unique corde de salut à laquelle ils se rattachaient ensemble, soutenus par la foi de notre distingué confrère. L'issue heureuse dans ce cas fait donc un saisissant contraste avec le résultat probable de l'opération, si elle eût été pratiquée, et tel que notre confrère l'avait plusieurs fois observé.

En somme, après les observations nombreuses, dont quelques-unes exceptionnelles par les circonstances qui les ont accompagnées autant que par l'extrême gravité (cas tout à fait désespérés), après les observations, dis-je, qui ont fait le sujet de deux communications de ma part à l'Académie des sciences, il me reste démontré à moi, et j'espère qu'avec le temps et la patience, il le sera également pour tous les médecins qui veulent voir et s'édifier, que le traitement vrai, rationnel du croup est un traitement tout médical; et que les cautérisations, n'importe avec quel caustique, sont des superfluités au moins, sinon des dangers ajoutés à une maladie déjà si terrible par elle-même; que la trachéotomie, qui n'a que le pouvoir de donner quelques moments de respiration dans l'imminence de l'asphyxie, en ajoutant toutefois une somme de dangers nouveaux, disparaîtra du traitement du croup, puisqu'une nouvelle méthode de traitement a la puissance de dompter l'asphyxie en débarrassant des fausses membranes qui l'obstruent la partie supérieure de l'arbre respiratoire, et que cette methode deviendra bientôt générale, puisque, autant par les données physiologiques et chimiques que par les résultats cliniques, elle enraye la maladie dans son évolution générale, après avoir dompté les prédominances locales.

A quelque point de vue qu'on considère la diphthérite, pour moi, le résultat doit toujours être le même sous le rapport du traitement du croup. S'il était vrai, ce que je nie personnellement, que le croup puisse débuter par une localisation dans l'arrière-gorge ou le larynx, sans puiser sa source dans une disposition spéciale du sang, pour, de là, s'étendre sur les voies respiratoires et arriver à la diffusion sur les bronches et les cellules pulmonaires ou à l'infection générale; ou si comme j'en ai la conviction, les prédominances locales ne sont que consécutives à un état général, sollicitées par des causes faciles à préciser, la thèse ne doit pas changer quant au traitement.

Il faut en effet :

1° Alimenter les jeunes malades pour maintenir les forces organiques et faire résister à une dépression rapide produite par l'affection à base générale; à cette alimentation il faut joindre l'usage du vin, tant, parce que c'est le meilleur des toniques pour ces petits malades, que parce qu'ils le boivent généralement volontiers;

2° Il faut, au moyen des inhalations de vapeurs humides de sulfure de mercure, seul état où ce métal est soluble dans l'eau en ébullition, amollir dans les voies respiratoires que ces vapeurs traversent, les fausses membranes qui les obstruent, et combattre par leur absorption dans la circulation la disposition du sang à laisser exsuder ces plasma-membraneux;

3° Enfin par l'acte du vomissement répété aussi souvent et aussi longtemps que les malades peuvent le supporter, il faut expulser des voies respiratoires les fausses membranes déjà amollies par les inhalations. Ce traitement est théoriquement le plus rationnel qui se puisse concevoir. Cliniquement il a fourni de tels résultats qu'il n'est plus permis à un médecin consciencieux et éclairé de ne pas y recourir quand l'occasion se présente. Le croup étant une maladie à marche rapide et généralement fatale, il n'est aucune considération qui puisse, dans un cas donné, faire surseoir à l'emploi d'une telle thérapeutique, et je suis convaincu que sans secousse, sans bruit, mais par le seul fait de l'évidence, elle sera un jour ou l'autre dans la pratique commune.

Et maintenant, puisque la trachéotomie, fruit d'une conception hasardée, issue et pronée sous l'influence de l'impuissance avouée de la médecine, et maintenant dis-je, puisque cette opération, la seule avec laquelle se familiarisent les médecins, jouit encore d'une faveur usurpée et basée sur de très-fausses doctrines, faisons une fois pour toutes son bilan, en mettant en regard les résultats qu'elle fournit dans les divers genres d'affections ou d'accidents pour lesquels on la met en pratique.

Je ne ferai que rappeler les statistiques de la trachéotomie à l'hôpital Sainte-Eugénie dans une période de six années et demie et que j'ai donnée dans mon précédent Mémoire. D'après ces statistiques, il y a au moins trois décès sur quatre opérations. Depuis lors les résultats ont été encore plus mauvais si cela se peut, car, dans les rapports de la commission des maladies régnantes, on voit quatre trachéotomies suivies de quatre décès dans l'un des services de Sainte-Eugénie.

M. Bourdillat a présenté, le 24 janvier dernier, à la Société des hôpitaux une statistique de l'hôpital Sainte-Eugénie comprenant tous les cas admis dans le dernier semestre 1867. Dans cette période, il y a eu 46 cas de croup admis à l'hôpital, 40 ont été trachéotomisés : 32 sont morts, 8 ont guéri. Cette nouvelle statistique est beaucoup plus désespérante que celle reproduite dans mon précédent mémoire. En effet, il n'y a ici qu'une guérison sur cinq ; les six cas sans opération, et traités médicalement, ont fourni une guérison et cinq décès. Si l'on tient compte, ainsi que le fait observer M. Bourdillat, que dans cinq de ces cas, il y avait une infection profonde qui ne laissait aucun espoir de guérison par l'opération, on reste désormais convaincu que, même à Sainte-Eugénie, le traitement médical obtient plus de guérisons que l'opération. L'opération est donc condamnable à ce point de vue.

La trachéotomie a sa raison d'être, est complétement justifiée dans la laryngite œdémateuse, dans l'œdème du larynx ; là elle s'adresse à une lésion locale. Eh bien, de mémoire d'homme, aucun malade n'a survécu quand elle a été pratiquée dans ces cas ; et récemment dans le service de M. Barthez, la trachéotomie chez un enfant atteint de laryngite œdémateuse a été suivie de mort. Cette opération a donc toujours été au moins inutile dans un genre d'affection qui paraît la justifier pleinement, et j'ajoute qu'elle a souvent précipité la fin des malades, quoi qu'on en dise.

Dans les ulcérations du larynx avec menace d'asphyxie a-t-elle donné de meilleurs résultats? C'est plus que douteux, puisqu'on n'a jamais pu citer un cas de guérison et que les accidents de l'opération se sont ajoutés à ceux de la maladie existante.

On l'a proposée, et exécutée je crois, une fois avec plus de succès dans un cas de polype du larynx, à titre d'opération de secours. — Toutefois, je ne sache pas que ce procédé soit devenu de notion générale.

Les cas, les vrais cas qui exigent impérieusement la trachéotomie, sont ceux d'obstruction du larynx ou des voies respiratoires par la présence de corps étrangers qui entraînent l'asphyxie. Eh bien, dans ces cas — dont la science offre de très-nombreux exemples, cette opération a encore l'inconvénient très-grand de faire périr un certain nombre de malades, quoique la plaie de la trachée ne reste ouverte que le temps suffisant pour permettre à une expiration forte d'expulser les corps étrangers.— Ce sont des broncho-pneumonies qui, dans ces cas, font périr les malades; ces broncho-pneumonies résultant souvent de la présence des corps étrangers dans les voies respiratoires, sont dans certains cas, l'effet incontestable de la pénétration d'un air trop froid par la plaie de la trachée.

Donc la trachéotomie, dans les cas en dehors du croup, où elle est impérieusement nécessaire, devient par elle-même une opération dangereuse, capable de tuer les malades. Il n'est permis de recourir à une pareille opération, que quand on ne peut pas faire autrement, car il n'est jamais permis, à moins de nécessité absolue, d'exposer un malade à quelque danger de mort.

Retournant ce principe dans la question du croup, nous disons : Dans le croup, opère-t-on la trachéotomie pour empêcher l'asphyxie de tuer les malades ou pour guérir le croup lui-même? Ce n'est évidemment que pour remplir la première indication, — un élève de deuxième année ne ferait même pas d'autre réponse.— Si la science parvient jamais à posséder un moyen de traitement rationnel (puisqu'en médecine nous convoitons ce mot avec orgueil) qui empêche l'asphyxie en faisant expulser les fausses membranes qui la causent et en arrêtant le développement de nouvelles, la trachéotomie pourra-t-elle, en conscience, être jugée nécessaire et être mise en pratique? Le bon sens répond hardiment non. Je reste pleinement convaincu après une longue expérience que le nouveau traitement que je préconise remplit cette double condition, et je ne doute pas que dans un avenir prochain, la question ne soit résolue d'une manière définitive.

www.ingramcontent.com/pod-product-compliance
Ingram Content Group UK Ltd.
Pitfield, Milton Keynes, MK11 3LW, UK
UKHW021028180726
13838UKWH00004B/1663

9 782329 065007